MW01596712

Colección VIDA POSITIVA

Títulos publicados

1. SÉ POSITIVA - S. Patton Thoele
2. IMÁGENES QUE CURAN - L. Moen
3. MENSAJES CON AMOR - S. Jeffers
4. CRECER INTERIORMENTE - L. Moen
5. LAS RESPUESTAS ESTÁN DENTRO DE TI - U. Markham
6. RELAJA TU MENTE - L. Moen
7. APRENDE A MEDITAR - L. Proto
8. CREATIVIDAD MENTAL - L. Moen
9. LIBÉRATE DEL ESTRÉS - L. Marshall
10. ERES ENERGÍA - G. Martel
11. TRANSFORMA TUS EMOCIONES - L. Moen
12. RESPIRA Y SÉ LIBRE - M. Verdilhac
13. EJERCICIOS ENERGÉTICOS - E.J. y S. Blawyn
14. VIVIR ESPIRITUALMENTE - U. Silbey
15. EVITE PREOCUPARSE - S. Breton
16. LA COMBINACIÓN DE LOS ALIMENTOS - T. Spong
17. ZUMOS PARA UNA VIDA SANA - C. Wheater
18. VERDURAS PARA UNA VIDA SANA - R. Richling
19. LA GIMNASIA DEL BIENESTAR - V. Thieffry
20. EL ARTE DE LA SEXUALIDAD ENERGÉTICA - S. Elkéfi con P. Jacquemart
21. GUÍA PRÁCTICA DE MASAJE Y AUTOMASAJE - J.P. Séréni
22. SÉ OPTIMISTA - C. Adams Miller
23. TUS MANOS PUEDEN CURAR - R.A. Weinman
24. GUÍA DE SEXUALIDAD PARA JÓVENES - The Diagram Group
25. LECCIONES DE OPTIMISMO - C. Adams Miller
26. DESARROLLA TU MAGNETISMO - G. Biadatti
27. INTERPRETA TUS SUEÑOS - Y. Soliah
28. EL ARTE DEL PLACER SEXUAL - B. Keesling
29. TODO ES POSIBLE - P. Kummer
30. GUÍA PRÁCTICA DE STRETCHING - F. St George
31. PENSAMIENTOS DE PODER Y AMOR - S. Jeffers
32. BELLEZA NATURAL - L. Earle
33. PRIMEROS AUXILIOS NATURALES - B. Grant Viagas

Primeros auxilios naturales

Belinda Grant Viagas

Primeros auxilios naturales

Traducción de Delia Mateovich

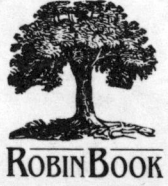

ROBIN BOOK

Si usted desea que le mantengamos informado
de nuestras publicaciones, sólo tiene que remi-
tirnos su nombre y dirección, indicando qué te-
mas le interesan, y gustosamente complacere-
mos su petición.

Ediciones Robinbook
Información Bibliográfica
Aptdo. 94.085 - 08080 Barcelona

Título original: *Natural remedies for common complaints*.
© 1995, Belinda Grant Viagas.
© 1996, Ediciones Robinbook, SL.
  Aptdo. 94.085 - 08080 Barcelona.
Diseño cubierta: Regina Richling.
Fotografía: Regina Richling.
ISBN: 84-7927-163-9.
Depósito legal: B-4.880-1996.
Fotocomposición de Pacmer, Alcolea, 106-108, 08014 Barcelona.
Impreso por Romanyà Valls, Pça. Verdaguer, 1, 08786 Capellades.

Impreso en España - *Printed in Spain*

Agradecimientos

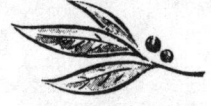

Mi agradecimiento a Betty Balcombe y Simon Tapsell, que estuvieron junto a mí cuando necesité ayuda, y a Raymond Harris por su paciencia y amabilidad. Dick Kelly siempre logró infundirme ánimo y ser un estupendo compañero a la hora de la comida. Mi madre, Nora Viagas, me ayudó a redescubrir la dulce medicina de la buena compañía y de la risa, y me brindó un lugar para recibir inspiración y amor.

Introducción

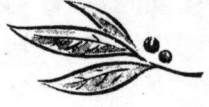

L a salud no es simplemente una cuestión física. Se refiere a encontrar felicidad, satisfacción espiritual y paz mental, todo ello unido al sosiego físico. Buena salud quiere decir sentirnos bien con nosotros mismos y con las cosas que hacemos, prestando atención al modo en que cuidamos de nuestro cuerpo. Este libro es una guía de remedios naturales simples y eficaces que pueden utilizarse para mejorar la salud general mediante el tratamiento de una amplia variedad de problemas de salud.

Los remedios naturales actúan devolviendo a la persona el equilibrio y la armonía. A diferencia de los medicamentos farmacéuticos y las réplicas químicas de sustancias naturales, no afectan al organismo ni producen efectos secundarios negativos. Los remedios naturales actúan específicamente para fortalecer al individuo en el plano físico y también curan profundizando su conexión con el mundo natural.

Es cuando nos sentimos separados y aislados de la naturaleza que pueden comenzar muchos problemas de salud. Esto no significa que tengamos que volver a los tiempos previos a la era de la industrialización (aunque a veces me pregunto si no deberíamos hacerlo...), sino más bien que debemos despertar al hecho de que por mucho que tratemos de aislarnos en selvas de hormigón, rodeados de artefactos tecnológicos, somos una parte de la naturaleza y tenemos que reconocer ese aspecto de nosotros. Este aspecto de nosotros mismos es el que responde a un bello atardecer, que se siente reanimado con un paseo por el bosque o por el modo en que los rayos del sol parecen jugar sobre una extensión de agua. Si alguna vez dudamos de la conexión entre mente y cuerpo, sólo tenemos que ser testigos de nuestros sentimientos internos cuando nos enfrentamos a un paisaje hermoso o a un día de primavera o cuando caminamos descalzos por la playa, hundiendo los pies en la arena cálida, que luego cubrirá nuestros pasos. La experiencia de esta sensación de conexión con la naturaleza nos influye no sólo físicamente; también mejora nuestra actitud emocional y nuestro humor general.

No es de extrañar que lleguemos a sentirnos mal por distanciarnos de estas experiencias naturales. Es casi como si una parte de nosotros sufriese y comenzase a atrofiarse si se la priva de la belleza en el plano cotidiano. Según un viejo dicho, «los ojos son la ventana del alma», y esto en realidad puede experimentarse cuanto tenemos la impresión de que algo profundo se moviliza dentro de nosotros ante la visión de una bella escena de la naturaleza o al recibir el calor de los rayos del sol que nos acarician después de un largo invierno.

Nuestras existencias pueden vivirse en armonía con el mundo natural o en competencia con él. Todos debemos hacer esa opción y luego vivir de acuerdo con ella. En el plano cotidiano podemos elegir combatir a la naturaleza en su constante accionar hacia el equilibrio, o podemos elegir asistirla, dándole ayuda, aliento y apoyo cuando sea necesario. Las plantas, las piedras, los minerales y los elementos de la naturaleza que nos rodean nos beneficiarán prácticamente y a través de lo que puedan representar para nosotros. Si aceptamos nuestra propia bondad básica y el hecho de que avanzamos constantemente hacia la salud integral en todos los aspectos de nuestro ser, lo lógico es realzar ese proceso. Apoyar y cuidar nuestro crecimiento es el modo natural de hacerlo.

Cuidar de uno mismo es un acto facultador, y asumir la responsabilidad de nuestra salud y de nuestra curación es un paso importante en nuestro crecimiento individual. En nuestra sociedad existe la tendencia a que el individuo desconozca su propio cuerpo y le niegue sus derechos. Reivindicar la aptitud de responder a nuestras necesidades es vital para la integración personal. Esto no quiere decir que estemos sugiriendo que todos necesitamos realizar algún curso para convertirnos en sanadores, sino más bien que debemos recordar que siempre tenemos una opción en nuestra búsqueda de salud total. Para algunos eso puede significar recibir un diagnóstico por parte de un médico de cabecera y luego decidir sobre el plan de tratamiento. Otros pueden escoger dedicar más tiempo al cuidado de su salud y dar mayor prioridad a este aspecto de sus vidas.

El cuerpo responde notablemente bien al ser escuchado. Cuando se le concede la importancia suficiente para ser escuchado, atendido y tratado con cuidado, y toda la persona trabaja física, emocional, mental y espiritualmente con miras al mismo objetivo, el resultado es formidable: es como un tren expreso de salud y felicidad alejándose de todo desequilibrio y falta de armonía. Dar los pasos para restablecer el equilibrio natural de la persona en su totalidad es más bien como tender las vías férreas para que circule el tren.

Asimismo, dar respuesta a las necesidades de nuestro cuerpo resulta muy entretenido. La felicidad es una parte importante de la salud plena y la risa es una medicina poderosa. Hasta la hierba más amarga puede parecer una amiga cuando sabemos qué es lo que el cuerpo necesita. También vale la pena recordar que toda la ensalada que seamos capaces de comer no nos hará bien si tragamos cada bocado con disgusto.

Algunas de las sugerencias que se incluyen en este libro se proponen liberar las energías acumuladas o explorar la creatividad. Esto va acompañado por recomendaciones sobre la ingestión de alimentos específicos o la realización de ejercicios, configurando una maravillosa combinación de medidas naturales para apoyar la salud plena.

A mí la medicina naturista me resulta muy excitante, debido a las oportunidades que ofrece para el descubrimiento personal y la autorresponsabilidad. El hecho de que la naturaleza contenga todo lo que necesitamos para la buena salud continuada me colma de una sensación de asombro y alimenta mi entusiasmo por experimentar una amplia variedad de maneras de satisfacer las necesidades del cuerpo.

Me resulta sumamente excitante considerar que caminar sobre la hierba húmeda con el rocío de la mañana o sentarse junto a una cascada debería ser una medida terapéutica tan importante como beber un té de hierbas tres veces al día o evitar la cafeína. Cuando se trata de dolencias más serias, es un júbilo sereno descubrir que siempre hay una variedad de respuestas naturales a cualquier problema. La adhesión a la medicina naturista nos permite experimentar esa sensación infantil de asombro ante el mundo y maravillarnos ante su funcionamiento, a la vez que nos ofrece un modo práctico de cuidar de nosotros mismos.

Cómo usar este libro

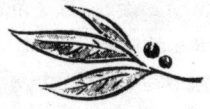

Todos los remedios indicados en este libro son naturales. Esto quiere decir que incorporan elementos de la naturaleza y no son agresivos. He elegido una variedad de medidas orgánicas, entre ellas la dieta y el uso de las plantas, de las piedras y de los elementos, en combinación con aspectos de diferentes sistemas de curación.

Muchos de esos remedios están extraídos de la cultura popular y son conocidos como remedios de brujas o caseros. Lentamente, la ciencia moderna comienza a recogerlos y a confirmar su validez. Muchos medicamentos farmacéuticos son básicamente copias químicas de los principios activos que se encuentran en las plantas y en los alimentos. Las ventajas de utilizar sustancias en su forma natural es que no hay efectos secundarios, son de fácil acceso y pueden aplicarse con rapidez.

Todos los remedios que se describen aquí tienen un efecto positivo. Proceden de una variedad de fuentes, muchas de las cuales se hallan disponibles en casa y en sus proximidades, y no hay ninguna necesidad de una preparación exhaustiva. Los alimentos, las plantas y las energías naturales ponen a nuestro alcance casi todo lo que necesitamos para una buena salud permanente, y están allí para que los utilicemos cuando haga falta.

La mayoría de los apartados de este libro enumeran una serie de diferentes opciones de tratamiento, entre las que puede elegir la que funcione mejor en su caso. Esto puede variar de acuerdo con las estaciones y con su propia programación interna. Asimismo, las mujeres pueden encontrar que responden más sensiblemente a cualquier remedio en diferentes momentos de su ciclo menstrual. Como con todos los remedios, deben tomarse precauciones especiales durante el embarazo. En mi opinión, si está embarazada, lo único que debería tomar sin el consejo y la supervisión de un profesional de medicina naturista son los alimentos.

Si estos remedios se toman como se recomienda, no deberían provocar ni efectos secundarios, ni ningún otro problema. No obstante, si no se siente mejor después de utilizar algún remedio, o si no hay ningún cambio en sus síntomas al cabo de tres días, quizá sea hora de que tome contacto con su naturópata o profesional de medicina naturista. Esto también puede aplicarse si consulta este libro a menudo o si los mismos síntomas se repiten con frecuencia; es probable que necesite un asesoramiento más personalizado, diseñado para adaptarse a su constitución y a sus necesidades.

Los parapsicólogos y otras personas que son sensibles a los remedios encontrarán que las recomendaciones son cautelosas y deberían venirles bien. Empero, si le preocupa, reduzca las dosis a la mitad y disminuya su frecuencia.

Tipos de remedios

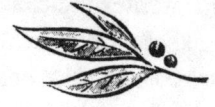

En este apartado se incluye alguna información útil sobre los diferentes tipos de remedios que encontrará en «Dolencias comunes de la A a la Z».

Aceites esenciales

Son esencias concentradas extraídas de plantas. Pueden utilizarse de numerosas maneras, pero no deberían aplicarse sobre la piel sin diluirse previamente en un portador o aceite base o, a veces, en agua. Son sumamente potentes y dos o tres gotas rinden mucho. Algunas tiendas venden lo que llaman aceites esenciales, aunque si se lee la etiqueta se verá que ya están muy diluidos. A menudo el precio será un buen indicador, pero si no está seguro, entonces analice la etiqueta.

Quienes usan con mayor frecuencia los aceites esenciales son los aromaterapeutas, que los mezclan con un portador o aceite base y los emplean para dar masajes. Éste es uno de los modos en que pueden utilizarse en casa los aceites esenciales, que también pueden agregarse al baño, emplearse como aromatizadores de ambientes colocándolos en un recipiente de agua caliente o en un quemador de aceite, o utilizarse en compresas, inhalaciones de vapor y otras aplicaciones terapéuticas.

A menos que se sugiera otra cosa, es suficiente añadir dos gotas de aceite esencial a cualquier cantidad de agua, desde la que se utiliza para una infusión hasta la que se emplea para un baño. Bastará con añadir de dos a cuatro gotas a cualquier cantidad de un aceite portador, desde una cucharada sopera hasta una taza. Pueden aumentarse las cantidades en forma proporcional. El aceite puro de sésamo sin tostar es uno de los mejores para utilizar como portador. No debe utilizarse el aceite de sésamo marrón oscuro madurado, que es tan bueno para cocinar; hay que emplear el aceite claro, exquisitamente aromático, que puede encontrarse en algunas tiendas de alimentos naturales o en proveedores especializados.

El aceite de oliva también constituye un buen aceite de base. Es especialmente útil para zonas pequeñas o de piel resistente que absorberán este aceite espeso, intensamente perfumado. También pueden utilizarse otros aceites y vale la pena experimentar para comprobar cuál le satisface más. Deben probarse los que incluyen aceites de almendra y de semilla de albaricoque, que son buenos para la piel seca y para uso facial; el aceite de germen de trigo, con alto contenido de vitamina E; y el aceite de soja, que puede conseguirse fácilmente. En las tiendas de alimentos naturales o en proveedores especializados pueden conseguirse botellas pequeñas de estos aceites.

El aceite esencial de salvia esclarea tiene notorias cualidades realzadoras del estado de ánimo y por esa razón debe emplearse con cuidado. Aconsejo vivamente no beber alcohol, manejar máquinas o conducir coches dentro de las horas de exposición al aceite. Debido a sus excelentes efectos sobre los sueños, es mejor utilizar este aceite hacia la hora de acostarse.

Hierbas

Las hierbas son plantas y en muchos casos pueden utilizarse como hortalizas, añadidas a las ensaladas y convertidas en jugos o en sopas. También pueden secarse y emplearse para la preparación de tés, añadirse al agua del baño o usarse de otros modos. Las hierbas también pueden tomarse en forma de disoluciones medicinales, que es cuando la propiedad activa de la planta se extrae por medio del alcohol, que luego se ingieren en una prescripción de varias gotas al día. De esta manera puede disponerse de una fuerte dosis de la hierba, aunque algunas personas deban descartar su uso. Suelo recomendar la solución de equinacea por su excelente aptitud para estimular el sistema inmunológico, aunque también puede ingerirse el jugo de hierba fresca, mientras que un té preparado con hojas secas es menos eficaz.

En este libro se sugieren muchas maneras de utilizar hierbas. Siempre que sea posible, es mejor emplear hierbas frescas. A menudo pueden sustituirse por hierbas secas, si se adaptan las cantidades. Para la preparación de tés y otras clases de recetas, puede sustituirse la cantidad indicada de hierbas frescas por la mitad de hierbas secas. Por ejemplo, cuando se sugieran dos cucharadas soperas de hierbas frescas, pueden sustituirse por una de hierba seca.

CÓMO PREPARAR COMPRESAS

Las compresas suelen utilizarse para acelerar la curación de heridas y otras lesiones del tejido blando. Pueden usarse calientes o frías.

Para preparar una compresa simple, procédase a humedecer una tela de algodón debajo del grifo de agua caliente o fría, según el caso, y estrújese hasta que ya no chorree. Apliquese sobre la zona afectada, manteniéndola en su sitio con la mano o mediante alguna forma de vendaje (lo ideal es un paño de cocina, limpio y seco). Una compresa caliente puede conseguirse con una botella de agua caliente, para obtener un efecto prolongado.

Para preparar una compresa herbal, humedezca la tela de algodón en una infusión herbal, solución medicinal u otro extracto. Para una compresa caliente, caldee el líquido a fuego lento sin dejarlo hervir. Las compresas herbales suelen mantenerse en la zona afectada hasta que se secan. Los aceites esenciales pueden añadirse a una compresa diluyendo unas pocas gotas en un recipiente de agua y sumergiendo la tela en él.

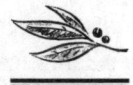

Cómo preparar una cataplasma

Una cataplasma tiene acción similar a la de una compresa, pero el vegetal integral o hierba se aplica a la zona afectada y tiende a tener un mayor efecto de extracción. Con mayor frecuencia se aplican calientes, pero la aplicación de hojas frías, recién cortadas, también suele considerarse una cataplasma. Las patatas y el áloe son ejemplos de buenas cataplasmas curativas, que pueden aplicarse crudas para obtener un efecto mejor.

Para preparar una cataplasma caliente ponga la sustancia en una cacerola, que no sea de aluminio, con unas pocas gotas de agua y caliente a fuego lento hasta que hierva. Coloque la pasta sobre una tira de gasa u otro trozo de tela fina de algodón y aplíquela a la zona afectada, que primero ha sido tratada con una gota de aceite de sésamo puro sin tostar o con un poco de crema de caléndula, a fin de asegurar que la cataplasma no quemará ni se pegará a la piel. Si se utilizan hojas de plantas, como las de col por ejemplo, más grandes y fibrosas, quizá sea necesario aplastar las nervaduras grandes antes de proceder a aplicarlas. Puede mantenerse la cataplasma en su lugar con la mano o envolviéndola con un vendaje, o un paño de cocina seco y limpio.

Una cataplasma de pan se prepara añadiendo agua hirviendo a un recipiente que contenga pan sin corteza. Luego, se procede a escurrir la pasta en una cinta de tela de algodón o en un trapo de cocina recién lavado hasta eliminar todo exceso de líquido. Una cataplasma de pan es uno de los modos más efectivos de extraer las toxinas del cuerpo y puede utilizarse para todo, desde huesos rotos hasta heridas infectadas.

Sales de tisú

Hay una variedad de doce sales minerales o de tisú en una forma suave, que pueden ser fácil y rápidamente absorbidas por el cuerpo. Las inventó hace más de un siglo el doctor Schuessler, quien aisló doce minerales que consideró vitales para un funcionamiento celular sano. En la actualidad se conocen por sus nombres latinos abreviados, por ej. Ferr. Phos. (fosfato de hierro) y Kali. Mur. (cloruro de potasio).

Cada frasco de sales de tisú contiene cientos de diminutas pastillas, de un sabor ligeramente azucarado, que se disolverán en la lengua y entrarán en el torrente sanguíneo de manera casi instantánea. Tómelas como se indica en el frasco, en las dosis estipuladas para casos agudos o crónicos. Los estados agudos son aquellos de corta duración y aparición repentina; en esos casos, las sales de tisú pueden mostrar efectos al cabo de pocas horas. Para los estados crónicos, o de larga duración, la dosis es diferente y puede requerirse más tiempo para llegar a apreciar un cambio si el problema lleva un tiempo manifestándose.

Las pastillas se toman en general de a dos, hasta completar la dosis, trasvasándolas a la tapa del frasco y luego llevándoselas directamente a la boca desde la tapa. De esta manera no es necesario tocarlas con las manos. New Era, una de las dos empresas que comercializan en la actualidad las sales de tisú, también venden combinaciones de sales como remedios para estados específicos. Estas combinaciones reciben el nombre de Combinaciones A-S. Las sales de tisú pueden conseguirse en la mayoría de las tiendas de alimentos naturales y cada vez en mayor número de farmacias.

Remedios de las flores del doctor Bach

Estos remedios son las esencias destiladas de una variedad de flores y funcionan muy bien, tanto en el plano emotivo como en el corporal. El doctor Bach, que creó estos remedios, los dividió en tratamientos para siete tipos generales diferentes: aquéllos para tratar el exceso de sensibilidad, el miedo, la incertidumbre o indecisión, la falta de interés en el presente, el desaliento y la desesperación, la preocupación excesiva por el bienestar de los demás, y la soledad. Tal vez la más conocida sea la combinación llamada Remedio de Rescate, que es útil en aquellas situaciones en las que puede sentirse necesidad de ser rescatado, desde *shock*, hasta nervios ante un examen o una visita al dentista.

Los remedios están disponibles en frasco gotero de 10 y 20 ml., y la dosis habitual es dos a tres gotas en un vaso pequeño de agua, que se sorbe lentamente. Esto puede repetirse varias veces al día, en especial al levantarse y antes de acostarse. Las gotas también pueden tomarse vertiéndolas directamente en la lengua. Todas contienen alcohol, por lo que algunas personas pueden preferir aplicarse las gotas a los puntos del pulso en la muñeca y en el cuello, en lugar de beberlas. Para facilitar la aplicación, el Remedio de Rescate también puede comprarse en forma de crema sin lanolina.

Complementos

En un mundo ideal, seríamos capaces de obtener todos los nutrientes que necesitamos a partir de los alimentos que ingerimos. Si se tienen en cuenta la cuestionable calidad nutricional de nuestros alimentos y el estrés adicional que pueden aportar a nuestros cuerpos, se observarán deficiencias y esto puede hacer que resulte esencial apelar a complementos. La preocupación por aspectos específicos de la salud también puede incrementar la necesidad de determinados minerales o vitaminas.

En términos generales, las vitaminas y los minerales pueden dividirse en dos tipos: naturales y sintéticos. Como es obvio, es mejor tomar los naturales. Con mayor frecuencia se envasan sin conservantes, colorantes, aromatizantes y azúcares, que pueden estar presentes en las copias sintéticas, químicas. Como con muchas cosas hoy en día, leer atentamente la etiqueta es el único modo de asegurarse de comprar lo que uno busca.

En este libro suelen recomendarse vitaminas individuales como parte de un remedio, pero tomar un complemento multivitaminado y mineral de amplio espectro durante el otoño puede ayudar a reducir el número de dolencias menores a lo largo de los meses de invierno.

La vitamina C es particularmente interesante. Tiene un efecto protector y puede ayudar a combatir un resfriado reforzando el sistema inmunológico. Cuando se indique, puede tomarse con las comidas un gramo hasta tres veces al día.

Pueden tomarse grandes cantidades, porque el cuerpo tiene una manera muy simple de protegerse contra la sobredosis: cuando el organismo ha absorbido la cantidad suficiente de vitamina C, la persona sufrirá una ligera diarrea dentro de las dos horas siguientes a la última dosis. Cuando suceda esto, hay que dejar de tomarla en lo que queda del día, y luego reducir la dosis a dos veces diarias, o incluso a una. Es importante reducir la ingestión gradualmente, porque el cuerpo puede reaccionar con síntomas semejantes a los del escorbuto si se abandona de repente una dosis alta.

La vitamina C puede caer mal si se toma con el estómago vacío, por lo que debe tratarse de comprar un complemento amortiguado o «suave» y, si es posible, que incluya bioflavonoides. Los bioflavonoides aparecen en la naturaleza toda vez que está presente la vitamina y ayudan a su absorción. Si no puede encontrar una combinación de complemento de vitamina C con estas características, antes de ingerirla cómase una pieza de fruta.

Árnica homeopática

La homeopatía es un sistema de medicina totalmente diferenciado con sus propias leyes, métodos y lógica. No es esencialmente un aspecto de la medicina naturista. Sin embargo, un remedio en particular, el árnica, resulta tan útil que lo he incluido aquí. El árnica alivia el impacto de la lesión, contribuye a la reabsorción de los hematomas y estimula la circulación. Puede tomarse durante tanto tiempo como la lesión moleste y hasta una semana después de la recuperación plena, pasando a la dosis crónica una vez que han cesado los síntomas. En la actualidad la comercializan dos empresas y puede encontrarse en todas las tiendas de alimentos naturales y en muchas farmacias. La dosis varía ligeramente, por lo que deben seguirse las instrucciones impresas en el envase. Los términos agudo y crónico se refieren a la incidencia de la dolencia para la que se toma el remedio. Agudo quiere decir que se ha producido recientemente y que se acaba de comenzar a tomar el remedio. Crónico quiere decir que se trata de una dolencia antigua o en curso, y/o que se lleva algún tiempo tomando el remedio.

No se debe ingerir ningún alimento ni beber nada 20 minutos antes o después de tomar el árnica. Cualquier sabor fuerte, como el de la menta, el del café o el del eucalipto, puede tener el efecto de anular los remedios homeopáticos, por lo que es mejor evitarlo. Si por alguna razón debiese contrarrestar el efecto del remedio con un antídoto, varias tazas de café cargado servirán para hacerlo.

Dónde obtener los remedios

Todo remedio que no esté ya en la alacena de su cocina, o posiblemente en su huerto o jardín, puede conseguirse en tiendas de alimentos naturales y en un número creciente de farmacias. Y si no lo encuentra en esas tiendas, allí podrán ponerle en contacto con proveedores especializados.

No obstante, el hecho de comprar algo en una tienda de alimentos naturales no es ninguna garantía de su calidad, por lo que deben verificarse las etiquetas con suma atención. Algunas empresas tratan de comercializar productos como naturales o puros, aun cuando contienen azúcares, colorantes, conservantes y otros aditivos. El ejemplo más escandaloso que se ha visto de esto es una determinada marca de tabletas de vitamina C que contienen azúcar, aromatizante de naranja sintético, colorante y un conservante, ¡y todos ellos en cantidades mayores que la vitamina misma!

Cómo encontrar un profesional de medicina naturista

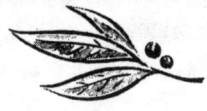

Un naturópata es más bien un médico naturista: un especialista en atención sanitaria general, que puede tratar a la gente de una gran variedad de problemas de salud, y que utiliza una amplia gama de medios y recursos naturales. Algo fundamental para la filosofía naturopática es el hecho de que «sólo la naturaleza cura», y la participación individual en todos los aspectos de la curación es esencial para cualquier recuperación. Esto quiere decir que siempre se pone énfasis en encontrar modos para que los pacientes se ayuden a sí mismos, en lugar de darles a tomar píldoras o pociones.

Es importante ser claro respecto de lo que pueden ofrecer los profesionales de medicina naturista. Además de los naturópatas, hay una variedad de especialistas que ofrecen diferentes opciones de tratamiento. Algunos profesionales, como los terapeutas masajistas o los nutricionistas, trabajan específicamente con un aspecto de la asistencia médica, en tanto que otros, como los homeópatas o los herbalistas, trabajan con un sistema. Tanto los homeópatas como los herbalistas suelen tener alguna experiencia de otros modos de tratamiento –por ejemplo, dar consejo nutricional– y deberían ser capaces de actuar en calidad de médicos de cabecera, como lo haría cualquier persona entrenada en medicina ayurvédica, chamanismo o medicina china tradicional.

La naturopatía tiene un enfoque tan amplio, que la riqueza de opciones de tratamiento que ofrece sólo está limitada por el médico. No hay dos naturópatas que trabajen del mismo modo, aunque todos compartan una filosofía similar.

Existen organismos y asociaciones profesionales para la mayoría de las formas de atención sanitaria y en ellas podrán decirle quiénes son los médicos generales que han asistido a un curso de preparación reconocido y superado con éxito alguna forma de examen. Con frecuencia, la mejor forma de recomendación es la de alguien conocido que ha sido tratado con éxito por un médico determinado. Lo más importante es elegir a alguien en quien se considere que se puede confiar y con quien sea posible hablar.

Osteopatía y otras terapias

La osteopatía, un aspecto importante de la naturopatía, es un modo de abordar de manera directa las dificultades estructurales y de influir sobre el resto del cuerpo. En la actualidad, algunos osteópatas son especialistas por derecho propio y ya no aprenden estas aptitudes como parte de la filosofía naturopática. Sin embargo, todos los osteópatas consideran al cuerpo de un modo similar y tratarán a la gente que padece una amplia variedad de dolencias, desde dolor de espalda hasta problemas en las articulaciones.

Los osteópatas utilizan una variedad de técnicas para hacer un diagnóstico, entre ellas la palpación (tacto) y la observación del modo en que se mueve el cuerpo. Una vez que se han asegurado de que conocen la naturaleza del problema, quizá empleen la manipulación para devolver la función a la zona. Lo más probable es que todo osteópata con preparación naturopática sugiera ejercicios y otras medidas para apoyar el tratamiento y continuar el buen trabajo.

Los quiroprácticos también trabajan con el cuerpo, pero usan rayos X para hacer el diagnóstico y tienden a emplear un estilo de manipulación más directo y ambicioso. Esto quiere decir que las visitas al quiropráctico pueden completarse en un tiempo más reducido que en el caso de los osteópatas.

Los osteópatas craneales suelen ser osteópatas que han estudiado el trabajo craneal en un curso de posgrado. La osteopatía craneal trata a todo el cuerpo a través de un diagnóstico, su posterior análisis y, por último, un tratamiento para corregir cualquier desequilibrio o posición incorrecta en los huesos del cráneo.

Los terapeutas craneosacros trabajan de un modo ligeramente más sutil y conceden mayor importancia al equilibrio de los líquidos corporales. No suelen tener preparación osteopática, pero las similitudes entre ambas terapias pueden ser enormes, porque hay un gran entrecruzamiento de ideas y métodos. Ninguna de estas terapias debería ser ni agresiva ni molesta; más bien se trata de métodos sumamente efectivos para tratar todo el cuerpo y lograr cambios estructurales espectaculares de la manera más suave. Cada vez son más los profesionales de medicina naturista que recurren a ambos conjuntos de aptitudes y se dan el nombre de terapeutas o trabajadores craneales.

Cómo fomentar la salud

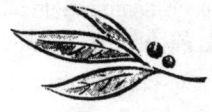

La naturopatía, o medicina naturista, se ocupa de trabajar con el cuerpo, interpretando sus necesidades y brindando apoyo de modos directos y no agresivos. Todas las medidas indicadas en este apartado ayudarán al cuerpo a funcionar con menos esfuerzo o aumentando directamente los niveles de energía. Algunas o todas ellas pueden incluirse en la rutina cotidiana para fomentar una energía sana y estimulante, mientras que otras pueden ofrecer un incentivo cuando el cansancio y la fatiga comienzan a acumularse.

Otras medidas de apoyo que pueden encontrarse en este libro incluyen:

Masaje seco – véase **Abscesos**
Tonificación – véase **Dolores**
Gemido – véase **Artritis**
Respiración circular – véase **Asma**
Baños de aire – véase **Perfume de baño**
Respiración de la piedra – véase **Desmayos**

Vendaje del pie – véase **Fiebre**

Baño de asiento – véase **Hemorroides**

Fricciones con sal – véase **Halitosis**

Canturreo – véase **Fiebre del heno**

Paños de agua fría – véase **Mala circulación**

Compresa de aceite de castor – véase **Psoriasis**

Inhalaciones de vapor – véase **Dolencias de los senos**

Envoltura del cuello – véase **Amigdalitis**

Baño de harina de avena – véase **Eczema**

Fenogreco estimulante – véase **Fatiga**

Compresa corporal

Ésta es una gran medida para evitar el resfriado y la tos, y puede tomarse al primer signo de gripe. Una compresa corporal es un método maravilloso para reducir una fiebre leve, que también ayudará a aliviar los dolores musculares.

Para una compresa corporal hará falta un chaleco de algodón, una camiseta de algodón, una sudadera de algodón y un pichi grueso de fibra natural.

Extienda la camiseta, la sudadera y el pichi sobre un radiador y humedezca el chaleco bajo el grifo de agua fría hasta que esté completamente mojado, y tan frío como sea posible. Estrújelo hasta que deje de chorrear. A continuación, ármese de coraje y póngase el chaleco (directamente sobre el cuerpo, sin llevar ropa interior). Póngase cuanto antes la camiseta, la sudadera y el pichi, y por último métase en la cama envuelto en un edredón o en mantas.

Debería comenzar a sentirse más caliente con bastante rapidez, pues el impacto del frío dura sólo un instante, y al poco tiempo debería sentirse muy calentito y cómodo. Al estar envuelto de esta manera se experimenta una maravillosa sensación de seguridad y resulta muy fácil dejarse arrastrar por el sueño. A veces la gente se despierta porque ha llegado a sentir demasiado calor, pero lo más habitual es dormir bien toda la noche. Si se despierta por la noche y el chaleco está completamente seco, entonces puede proceder a quitarse la compresa. Sin embargo, no vale la pena el esfuerzo y es mejor dejarla hasta la mañana. Entonces necesitará una ducha y debería descubrir que los síntomas han mejorado de manera espectacular. El método de la compresa corporal realza muchísimo la eliminación a través de la piel, llevándose parte de la presión de las membranas mucosas y aumentando también la temperatura de la médula (al elevar la circulación periférica y, consiguientemente, la central). Los adultos pueden repetir la compresa dos veces en tres días, aunque a los niños menores de siete años no deberían aplicársele sin la supervisión de un profesional médico.

Si hay alguien que pueda ayudarle, la compresa puede prepararse de un modo diferente. Harán falta una manta doble o dos individuales, dos toallas y dos retazos de tela de algodón, aproximadamente del tamaño de un paño de cocina. Si no se dispone de ninguna de estas cosas, también puede utilizarse una toalla grande, un edredón o una colcha y dos paños de cocina recién lavados.

Coloque la(s) manta(s) o el edredón sobre la cama y la(s) toalla(s) encima de ella(s). Tiéndase sobre las toallas para comprobar dónde tendrá que colocar el primer paño de cocina húmedo. Tendrá que cubrirle la espalda, pero no deberá quedar demasiado bajo ni sobresalir de la envoltura. Cuando esté preparado, debe proceder a envolverse en las mantas y toallas con rapidez: tiéndase sobre uno de los paños de cocina húmedos y póngase el otro sobre el pecho, y luego la persona que le ayuda debe envolverle y arroparle bien.

Conviene hacer un ensayo con paños de cocina secos, para asegurarse de que es capaz de envolverse rápidamente y de disponer todo en el lugar correcto. Debe tener los hombros cubiertos, pero pocas cosas resultan más irritantes que encontrarse con las mantas

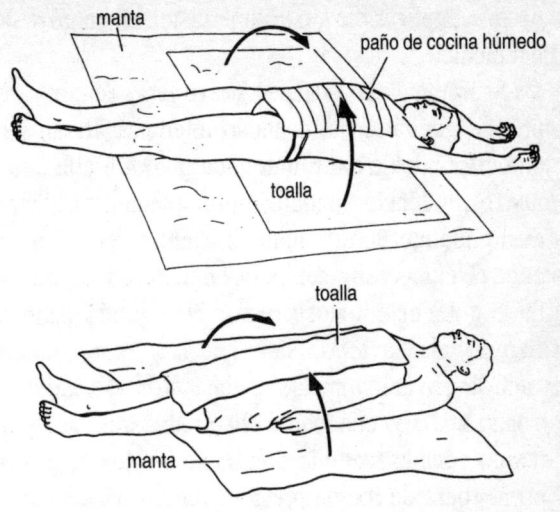

manta

paño de cocina húmedo

toalla

toalla

manta

debajo de la nariz. Tendrá que decidir dónde hacerlo. Si las mantas le envuelven todo el cuerpo, utilice la cama en la que se propone dormir; si el ancho de las mantas es tal que sus piernas quedan fuera de ellas, estará en condiciones de envolverse sobre el suelo, pero tenga presente que no querrá tener que alejarse mucho, y que el movimiento será muy restringido una vez que esté envuelto.

Aunque ésta es una explicación extensa, completar una compresa sólo requiere unos segundos, y los instantes pasados en un «simulacro» pueden contribuir muchísimo a brindarle comodidad a lo largo de la noche.

Disponga la(s) toalla(s) sobre la(s) manta(s) o edredón que cubre la cama. Humedezca los paños de cocina o los trozos de tela de algodón con agua muy fría, y luego estrújelos hasta que dejen de chorrear. Coloque uno de los paños en el centro de la toalla. Tiéndase sobre la tela húmeda e inmediatamente coloque sobre su pecho el segundo paño o trozo de tela húmedo. Haga que la persona que le ayuda le envuelva rápidamente con la(s) toalla(s), arropándola bien con la primera alrededor de su cuerpo y colocando luego la otra encima. Mantenga los brazos fuera de la compresa y estirados hacia arriba, de manera que la envoltura quede tensa alrededor del pecho. Repita la envoltura con las mantas o el edredón, esta vez con los brazos a los lados y hacia abajo, a fin de que queden cubiertos en la envoltura final.

Los efectos maravillosos de una compresa corporal pueden sentirse de inmediato y por la mañana siguiente los síntomas deberían haberse aliviado de manera considerable.

Compresas de pecho y otras

Las compresas de pecho se aplican del mismo modo que las compresas corporales, pero sólo se cubre el pecho con el paño de cocina húmedo y únicamente se envuelve el torso. También pueden aplicarse compresas en otras partes del cuerpo y resultan especialmente benéficas para la garganta, el cuello y el abdomen.

Baño de pies de mostaza

Añada una cucharada de té de polvo de mostaza a un recipiente o a una palangana llena de agua, que debe estar lo más caliente que se pueda aguantar, y luego sumerja los pies en el agua hasta que se enfríe. Si tiene la cabeza o los senos malares o frontales congestionados, coloque un trozo de tela húmeda y fría (un paño de cocina es ideal) sobre la parte posterior del cuello mientras sigue con los pies dentro de la palangana.

Esto estimula la eliminación a través de la piel, aliviando la presión sobre las membranas de las mucosas, y también estimula la circulación, lo cual se traduce en sentir mucho más calor. Esto solo puede bastar para despejar los conductos nasales, pero la compresa fría sobre la parte posterior del cuello también acelera cualquier desinflamación dentro de la cabeza y la despeja por completo.

Los baños de pies de mostaza pueden tomarse dos veces al día si es necesario, pero deberían evitarse si se tienen problemas de piel, como eczema o urticaria. Los niños menores de siete años no deberían tomar baños de pies de mostaza sin la supervisión de un naturópata o de un profesional de medicina naturista.

Baños de sales de magnesio

Éste es un modo maravilloso de estimular la eliminación a través de la piel, mejorar el funcionamiento intestinal, aumentar el tono muscular, y aliviar los calambres y los espasmos musculares. Pueden tomarse dos de estos baños por semana, aunque no se recomiendan a las personas con presión sanguínea alta o problemas de piel, o a las mujeres que estén menstruando (pueden prolongar la hemorragia). Empero, constituyen una excelente ayuda en momentos en que los síntomas premenstruales se alivian con el comienzo de la hemorragia.

Las sales de magnesio pueden encontrarse en las farmacias, aunque vale la pena mencionar que suelen vender dos tamaños de envases. Las sales de magnesio también pueden ingerirse para estimular la peristalsis (el modo en que la comida pasa por el intestino) y como un laxante ligero, y se venden en cajas de 50 g con muy buena presentación.

Añada 500 g de sales de magnesio a un baño caliente y sumérjase en él sin utilizar ningún jabón durante 20 minutos. Para mantener el agua del baño lo más caliente posible, puede agregar más agua caliente.

Cuando salga del baño, vístase para acostarse, con pijama, calcetines, etc., a fin de mantener los efectos del baño toda la noche. Vaya directamente a la cama y arrópese bien con la colcha, el edredón o las mantas.

Sude durante la noche –la mayoría de la gente duerme de un tirón toda la noche, porque el calor es muy reconfortante– y dúchese a la mañana siguiente.

Cepillado de la piel seca

Éste es uno de los modos más energizantes y vigorizantes de estimular todo el cuerpo, y tiene los maravillosos efectos secundarios de suavizar la piel y aumentar los niveles de energía. Puede cepillarse cada día, y el mejor momento es al inicio de la rutina del baño. Puede proceder a cepillarse todo el cuerpo, con excepción de la piel delicada del rostro, y sólo se requieren unos pocos minutos para hacerlo.

Con un cepillo de cerda natural, comience con largos movimientos a lo largo de las plantas de los pies, avance por cada pierna y cubra tanto como pueda del tronco, asegurando siempre que cada cepillada se realice en dirección al corazón. (Muchos cepillos están provistos de largos mangos desmontables, que pueden ser útiles cuando se trata de llegar al centro de la espalda y entre los omóplatos.) Luego cepille cada mano, subiendo por cada brazo, ascendiendo por los hombros y descendiendo por el cuello. También puede cepillarse el cuero cabelludo. Evite toda zona donde la piel esté irritada o con cortes o rasguños, y trate de ser lo más enérgico posible; resulta sorprendentemente agradable utilizar más presión.

El cepillado diario de la piel estimula el sistema linfático, mejora la eliminación a través de la piel y aumenta la circulación. Es un modo maravilloso de reducir la congestión dentro del cuerpo, y sus efectos más notorios pueden verse rápidamente en relación con toda acumulación de mucosidad en el pecho o en los senos. Actúa como un gran aliviador del resfriado, pero funciona mejor si forma parte de la rutina diaria.

Los beneficios a largo plazo del cepillado regular incluyen la eliminación incrementada, la disminución de la susceptibilidad a los resfriados, etc., y la estimulación del metabolismo en general.

Ejercicios de la tabla inclinada

Éstos son ejercicios que se realizan contra la gravedad para ayudar a tonificar los músculos abdominales, pero también ayudarán a aumentar la circulación y mejorar el suministro de sangre a la cabeza.

Hará falta una tabla lo bastante ancha para que pueda tenderse sobre ella y lo suficientemente cómoda para permanecer allí durante algún tiempo. Luego tiene que elevarla en un extremo para que tenga un ángulo de inclinación. Muchos proveedores de gimnasio le venderán bancos de gimnasia que servirán muy bien para este propósito, pero si quiere ahorrarse el gasto, podrá utilizar cualquier trozo de madera. Empero, deberá tener cuidado de que esté seguramente colocada y de que no haya peligro de caerse o deslizarse de ella y hacerse daño. Para mayor tranquilidad, puede asegurar la tabla a la pared.

Una vez que compruebe que la tabla está segura, puede realizar cualquier ejercicio abdominal sobre ella. Sin embargo, es importante destacar que una tabla no reduce el peligro potencial para la región lumbar de ciertos ejercicios que se realizan con las piernas levantadas y estiradas. También debe tenerse en cuenta el número de repeticiones y la cantidad de ejercicio que se realiza en una sesión.

Muchas personas, en particular aquellas que sufren de dolor de espalda y mala circulación, encuentran un gran alivio sólo con tenderse sobre la tabla hasta treinta minutos seguidos, dos o tres veces al día. También puede ser útil para cualquiera que esté excedido de peso o tenga varices o hemorroides.

Dinámica Chi

Éste es un simple sistema de ejercicios que se centra en fortalecer el Chi del individuo: su energía vital o fuente de energía. Esto se consigue mediante el redespertar de su conexión con el equilibrio y la armonía que se hallan presentes en el universo y, trabajando con la respiración, alcanzando una fluidez o sensación de perfección con estas cualidades.

Los ejercicios son fáciles de hacer, y la práctica regular rinde enormes beneficios en sensaciones de bienestar, así como ayudando al cuerpo a aliviarse de síntomas específicos. Tan sólo cinco minutos al día pueden resultar una inversión significativa en este maravilloso sistema, y las buenas sensaciones experimentadas durante ese tiempo se prolongarán a lo largo del día.

Cada ejercicio puede hacerse solo o combinado con otros que se indican en el libro para formar una secuencia breve, que luego puede repetirse tan a menudo como se desee. Encontrará estos ejercicios en las páginas 103, 121 y 158.

Caldo de potasio

El potasio tiene un efecto enormemente alcalinizante sobre el organismo y es importante para el funcionamiento celular en su conjunto. Interviene en trabajos tan aparentemente desconectados como la regulación de los latidos del corazón y ayuda a estabilizar el equilibrio de los líquidos del cuerpo. Aunque el potasio se encuentra en muchas hierbas y hortalizas frescas, es frecuente que la gente sufra ligeras carencias de este elemento, lo cual contribuye a la debilidad muscular, el estreñimiento y el insomnio. También se ha observado que las personas que padecen de artritis presentan una ligera deficiencia de esta sustancia.

Este caldo es un modo ideal de aumentar los niveles de potasio y puede tomarse al menos una taza cada día. Coja una selección de zanahorias, remolacha (incluyendo las hojas), apio, nabos, col, colinabo y hortalizas de primavera, y añada una cantidad equivalente de patatas y mondaduras de patatas recién lavadas. Lave bien las verduras sin pelarlas. Póngalas en una cacerola grande, que no sea de aluminio, y cúbralas con agua. Hierva durante 3-5 minutos, luego cubra y deje hervir a fuego lento alrededor de una hora. Si lo desea, una vez que el caldo haya hervido, puede agregar una rama de perejil. Con esto se agrega una concentración de hierro, aunque quizá le dé un aroma fuerte, por lo que se recomienda experimentar con las cantidades. Cuele el caldo y bébalo caliente o frío. Las verduras pueden tirarse, pues ahora todos sus nutrientes deberían estar contenidos en el líquido de cocción.

Dieta purificadora de tres días

Comience cada día con un vaso de agua con limón. Esta limonada se prepara fácilmente exprimiendo en una jarra limones naturales de cultivo orgánico, añadiendo agua fría para cubrir y completando con agua caliente de la tetera.

Debería tomarse el desayuno cada día y éste puede incluir una selección de frutos frescos y secos (deje en remojo toda la noche los frutos secos), y un poco de arroz integral de grano corto, con carácter opcional. (El añadido de arroz puede hacer más sabrosa la comida, en especial si sólo se comen frutos secos.) Por lo demás, una mezcla de frutos frescos y secos brinda un impulso de energía instantáneo y suministra los nutrientes adecuados para empezar el día. Todas las frutas son indicadas con excepción de las ciruelas, que resultan bastante difíciles de digerir, y las naranjas, que tienen un efecto congestionante sobre el hígado. Los melones deben comerse sin mezclarse con otras frutas, pero un plato de sandía y melones surtidos constituye una estupenda comida, que no requiere nada más. También pueden comerse frutas solas como un tentempié a media mañana para engañar el estómago.

Cada día el almuerzo debería consistir en una abundante ensalada mixta de hortalizas y verduras crudas, incluyendo una selección de hierbas y flores especialmente elegidas por sus valores nutritivos y su sabor, y aderezada con una mezcla de aceite de sésamo u oliva y jugo de limón. Trate de incluir una mezcla de hortalizas y verduras lo más variada posible, y asegúrese de elegir algunas que sean estacionales para aportar mayor textura y valor nutritivo al plato. Una selección de colinabo, nabo, zanahoria y col cortados en juliana constituye una base excelente para una ensalada de invierno, mientras que los granos de maíz fresco y el calabacín rallado añadidos a una fuente de endivias, canónigos y lechuga romana constituyen una base estupenda para una ensalada de verano.

Las hojas de borraja y diente de león, el hinojo y las flores de prímula son fuentes excelentes de potasio y otros minerales, y tendrán el efecto de hacer más refrescante el plato y de mejorar el funcionamiento de los riñones y de la vesícula. Todos o cualquiera de estos vegetales pueden agregarse a las ensaladas de verano, o de finales de primavera y otoño, cuando el tiempo es cálido.

Las flores de malvavisco añadirán a la comida magnesio, color y sus cualidades balsámicas, mientras que el perejil, el berro y el romero mejoran en general los niveles nutritivos, además de conferir sus propios sabores distintivos a la ensalada.

La remolacha cruda puede rallarse y añadirse a las ensaladas todo el año, y tiene un notable efecto sobre el hígado, el órgano de la desintoxicación. Los vegetales marinos, en todas sus formas, constituyen otra adición útil, puesto que son una buena fuente de iodina, de gran importancia para el metabolismo. El ajo es un puntal y a toda ensalada debe añadirse al menos un diente (o más, si se desea), ya sea triturado o picado finamente. Durante los meses más fríos del invierno, debe añadirse también un poco de raíz de jengibre fresco y una pizca de pimienta de cayena.

Cuanto mayor sea la mezcla de hortalizas y hierbas que se elijan, más amplio será el espectro de nutrientes y mayor será el placer que se obtendrá del maravilloso contraste de sabores. Las hortalizas crudas pueden comerse a lo largo de la tarde, si se desea matar el hambre.

Cada día para la cena prepare otra abundante ensalada de hortalizas crudas, pero esta vez sírvala con arroz integral de grano corto o mijo, y una selección de semillas germinadas.

Es importante beber grandes cantidades de agua todo el día: un mínimo de 1,5 litros, además del agua con limón por la mañana y los tés de hierbas. Puede beber tres tazas de té de hierbas cada día, pero sin añadirles ni miel ni ningún otro edulcorante. El agua caliente sola es una bebida sorprendentemente agradable, que vale la pena probar.

Esta dieta puede seguirse durante tres días y puede repetirse cada diez días, pero se utiliza más como una respuesta inmediata a algún problema de salud. Para un uso más regular, es mejor una dieta purificadora personalizada, tal vez con más énfasis en beber jugos o hacer ayuno, y esto puede resolverse con la ayuda de un naturópata.

Si la dieta de tres días es muy similar a su dieta habitual (mucha gente se alimenta de esta manera, en particular en el tiempo caluroso), entonces vaya un poco más allá y limite su dieta a alimentos crudos o a una combinación por partes iguales de alimentos crudos y jugos vegetales, introduciendo una comida y dos tentempiés en base a jugos cada día.

Durante el tiempo más frío, es muy aceptable cambiar a verduras y hortalizas cocidas al vapor, más que crudas. Empero, en el caso de verduras y hortalizas calientes, limítese a tres tipos diferentes en una de las comidas y vuelva a ingerirlos en su otra comida salada de ese día. Para cada uno de los tres días pueden elegirse diferentes verduras y hortalizas. Quizá desee también beber más agua caliente de la indicada, y si le resulta difícil atenerse a la dieta, entonces una taza de caldo caliente de potasio (véanse páginas 49-50) tomada cada pocas horas le permitirá continuar los tres días completos.

Durante ese tiempo trate de que todo sea lo más natural posible para su cuerpo, evitando llevar fibras sintéticas, ingerir alimentos adulterados, o cubrirse el cuerpo con talco, lociones antitranspirantes y otros productos en aerosol.

Es bastante normal advertir algunos cambios mientras se sigue este tipo de dieta y puede resultar interesante llevar un registro gráfico de las fluctuaciones de energía y alteraciones de estados de ánimo que se produzcan. Es posible experimentar cambios en las pautas de sueño, en el movimiento intestinal, en el apetito, en el estado de la piel y en la claridad mental, y los síntomas que le han inducido a probar esta cura también pueden cambiar e incluso desaparecer. Los dolores de cabeza leves o la sensación de cansancio generalmente se desvanecerán bebiendo un vaso grande de agua y haciendo un poco de ejercicio (a menudo, bastará con dar una vuelta a la manzana). Cualquier otra dolencia sería rara y, por consiguiente, es mejor dirigirse al profesional de medicina naturista.

Llevar un diario de la dieta

Éste es un modo útil de centrar la atención en los hábitos alimenticios, así como en lo que come, y con frecuencia puede mostrar resultados sorprendentes; pocas personas son conscientes de la cantidad de alimentos que ingieren y de las pautas nutricionales que siguen. También es el mejor modo de detectar alergias a determinados alimentos.

Registre cada día sus sensaciones al despertarse, qué come y bebe y a qué hora, y qué tiempo hacía en ese momento. Asimismo, pruebe a advertir cualquier cambio físico: si advierte subidas o bajones de energía durante el día, observe qué sucede ante cualquier síntoma que pueda tener y si hay algún trastorno o problema emocional. Indique también si los platos que come son preparados por usted o si se trata de comidas hechas en un restaurante o en casa de amigos, y especifique también si se siente relajado o si la comida tiene lugar en el curso de una reunión de trabajo o se toma a la carrera. Todos estos factores pueden darle información acerca de su estado de salud.

Lleve su diario durante unas seis semanas para tener un cuadro general. Al final de ese período, debería resultar fácil detectar cualquier conexión significativa entre qué y cómo come y el modo en que se siente, y también deberían aparecer otros muchos indicios.

Esto constituye la base ideal a partir de la cual considerar la posibilidad de seguir una dieta de exclusión (véase el apartado siguiente), que simplemente quiere decir eliminar las comidas y los modos de comer problemáticos. También brindará información valiosa para su profesional de medicina naturista, en caso de que deba buscar consejo médico. Llevar un registro gráfico de sus hábitos alimenticios de esta manera puede ayudarle a llegar a sintonizar más con las necesidades de su cuerpo y con sus pautas cotidianas de comportamiento.

Dieta de exclusión

Si ha identificado un alimento o un grupo de alimentos que parece causarle problemas, pruebe a eliminarlo de su dieta durante seis semanas. Esto debería confirmarle si está en lo cierto, además de que se sentirá mejor si no come algo que le hace daño y también su sistema inmunológico tendrá un descanso bien recibido.

A veces el cuerpo muestra intolerancia a los alimentos porque verdaderamente le irritan y en otras ocasiones puede suceder simplemente que su aparato digestivo necesite un descanso. Al mismo tiempo que se procede a eliminar de la dieta los alimentos bajo sospecha, es un buen plan fomentar la salud en general y los niveles de energía, y cualquiera de las medidas incluidas en este apartado contribuirán a ello.

Los alimentos más comunes que despiertan sospechas son el trigo, los productos vacunos, la sal, los alimentos refinados y adulterados (cualquier alimento que esté despojado de su valor nutritivo natural y contenga conservantes químicos, colorantes, aromatizantes y otros aditivos), y los estimulantes como la cafeína y el tanino. La levadura, el azúcar y los frutos cítricos también pueden causar problemas, y he visto a personas reaccionar ante una variedad de alimentos, desde cebollas hasta aceitunas. Por lo tanto, si sospecha de un alimento, aunque parezca improbable, confíe en sus sensaciones y exclúyalo de su dieta para comprobar si observa alguna diferencia.

Para hacer esto con éxito debe evitar por completo el/los alimento/s sospechoso/s, y esto quiere decir prestar una atención minuciosa a sus comidas, leer las etiquetas y verificar los ingredientes de los alimentos preparados o de aquellos que le cocinen.

Es mejor no excluir de su dieta más de tres alimentos por vez, ni seguir una dieta de exclusión durante más de seis semanas. Si necesita ayuda con esto, consulte con su naturópata, quien debería estar en condiciones de aconsejarle y supervisar sus avances, así como de asegurar que su dieta siga siendo equilibrada.

A veces, al dejar de comer un alimento determinado los síntomas desaparecen a los pocos días, los niveles de energía aumentan y se observa una elevación del estado de ánimo en general. Aun cuando no suceda esto vale la pena seguir con la dieta de exclusión durante el tiempo planeado, porque cambiar bruscamente de alimentos sospechosos es bastante duro para el aparato digestivo y para el resto del organismo.

Si excluye algo a lo cual su cuerpo ha estado reaccionando mal, puede llegar a ansiar ese alimento (los alimentos por los que más ansia se siente son el trigo, el azúcar y la cafeína). Los primeros tres a cinco días de toda dieta de exclusión también se experimentan leves dolores de cabeza, cierta irritabilidad, o cambios en el sueño, en el apetito y en el movimiento intestinal. Servirá de ayuda beber mucha agua, descansar y relajarse lo necesario, y poner en práctica cualquiera de las medidas de apoyo que se incluyen en este apartado del libro.

Una vez que llega el momento de reintroducir el o los alimentos bajo sospecha, no lo haga como algo rutinario; si no le apetece comer el alimento, no lo haga. Un buen modo de comprobar esto es cerrar los ojos e imaginar la comida en su estómago (*no* en sus papilas gustativas) para ver cómo le cae. Si le cae bien, entonces siga adelante. En caso contrario, es mejor abstenerse hasta estar preparado. Si no está dispuesto a reintroducir un grupo de alimentos importantes y le preocupa el equilibrio nutricional de su dieta, entonces un naturópata o profesional de medicina naturista debería estar en condiciones de ayudarle.

Reintroduzca el alimento bajo sospecha muy lentamente, comenzando con una cantidad pequeña un día, seguido por un día sin consumirlo y luego una pequeña cantidad al día siguiente. Siga esta pauta durante una semana y reintroduzca sólo un alimento o un grupo de alimentos por vez.

Si ha excluido algo de su dieta durante seis semanas, por lo general el organismo responderá inmediatamente a ello, de modo que si sospecha que un alimento le provoca dolores de cabeza es probable que experimente esta molestia a las pocas horas de comerlo. Si éste es el caso, entonces quizá necesite evitar este alimento durante un período más prolongado y redoble su respuesta inmunológica (véase **Alergias**). Aun cuando no experimente una reacción, sigue siendo prudente reintroducir el alimento lentamente.

Respiración relajada

La respiración relajada o diafragmática proporciona una variedad de ventajas. Tonifica los músculos abdominales, masajea a los órganos internos, lo cual mejora la peristalsis (el modo en que la comida pasa a través de los intestinos), aumenta la entrada de oxígeno y mejora la circulación general. También es profundamente relajante y reductora del estrés.

Puede hacerse sentado con la espalda recta o acostado. Acostado es más fácil, en particular si se está excedido de peso.

Ponga una mano sobre la parte superior del pecho (en el medio, debajo de la clavícula). Ponga la otra mano plana sobre el ombligo. Haga respiraciones lentas y completas, y relájese. Si su respiración es superficial y a partir del pecho, su mano superior se moverá hacia arriba y abajo cuando respire. En términos ideales, su respiración debería ser completa y profunda, bajando hasta el abdomen. Si es así, la mano que está sobre el pecho se mantendrá casi estacionaria, mientras que la otra se moverá ostensiblemente hacia arriba y abajo. Practique durante diez minutos cada día hasta llegar a respirar de este modo. Una vez que lo domine, encontrará que respira de esa manera con naturalidad.

Un botiquín
de primeros auxilios natural

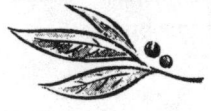

Qué cosa mágica es poder caminar por el jardín y recoger flores que sumarán sus propiedades terapéuticas a una comida, coger plantas de un macetero para
preparar una compresa o cortar hierbas de una maceta
de la cocina para preparar un té. Para muchos de los
remedios naturales que se describen en este libro, todo
lo que necesita hacer es un poco de jardinería o echar
otra ojeada al contenido de las alacenas de su cocina.
Algunos remedios pueden comprarse preparados y los
que yo utilizo con más frecuencia son los que enume-
ro a continuación.

DEL JARDÍN

Todos los tipos de plantas e hierbas crecerán feliz-
mente en jardineras de ventana, tiestos y macetas,
así como en el jardín, por lo que se trata de plantar aque-

llas que considere más útiles. La lista incluye muchas sugerencias para iniciar una pequeña farmacia herbal. En su mayor parte, estas plantas crecen de manera rápida y fácil, y recompensarán sus esfuerzos con la belleza y la eficacia que brindan.

Eneldo	Malva	Rosa
Lavanda	Plátano	Tomillo
Caléndula	Salvia roja	Milenrama

DE LA ALACENA DE LA COCINA

Ésta es una lista de las cosas que yo utilizo con más frecuencia, y la mayoría de ellas son alimentos que pueden tenerse en la alacena. Una vez que llegue a acostumbrarse a los remedios naturales, es probable que elabore su propia lista de productos que le parecen más útiles.

Vinagre de sidra de manzana
Pan
Una bolsa de cubitos
   o guisantes congelados
Limones de cultivo orgánico

Bicarbonato de soda
Sales de magnesio
Miel
Propóleo (disponible
en las tiendas de
productos naturales)

É stos son los remedios que siempre tengo en casa y que parecen cubrir los problemas de salud más comunes.

Crema de caléndula
Tintura de equinácea
Remedio de Rescate del doctor Bach, además de Remedios de Flores de manzana silvestre, olivo y pino
Aceites esenciales de lavanda y limoncillos
Sales de tisú de Nat. Mur. y Mag. Phos.
Té de menta y de raíz de regaliz
Cápsulas de vitamina C y E.

Dolencias
de la A a la Z

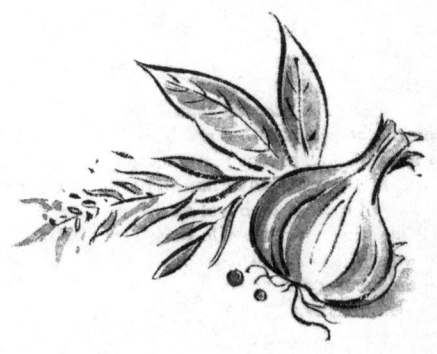

Estas infecciones localizadas suelen estar causadas por bacterias que entran en un folículo piloso o en una herida. Pueden ser muy dolorosas y deben tratarse con cuidado. Las compresas calientes (véase página 23) ayudarán a aliviar el dolor y la inflamación, además de contribuir al drenaje de los elementos tóxicos. Una compresa preparada con dos gotas de aceite de lavanda y dos gotas de aceite del llamado árbol del té debería ayudar a desinfectar, además de brindar cierto alivio del dolor. La compresa debe cambiarse cada dos a tres horas y, para mantenerla caliente, puede procederse a colocar sobre la zona una botella de agua caliente o a envolverla con una toalla caliente, que irá renovándose.

Una cataplasma preparada con hojas frescas de escrofularia constituye un excelente purificador y debería limpiarse cualquier absceso pequeño antes de que la infección empeore.

La tintura equinácea, si se tolera, puede ingerirse para estimular al sistema inmunológico y contribuir a mantener localizada la inflamación; y al comienzo del tratamiento pueden aplicarse dos gotas directamente sobre la zona. Cuando se ingiera equinácea, es importante comenzar con una dosis baja, empezando por beber lentamente 0,2 ml en un vaso pequeño de agua dos veces al día y aumentando gradualmente al cabo de una semana a 0,5 ml dos veces al día.

La vitamina C en dosis de 1 g cada tres horas hasta alcanzar el nivel de saturación (véase página 29) es un paso inicial efectivo hacia la reducción del problema de abscesos.

Para un absceso dental, puede resultar eficaz el masaje con gránulos de manzanilla. Estos gránulos pueden encontrarse en herbolarios o tiendas naturistas y están destinados a aliviar el dolor de la dentición de los bebés, para lo cual funcionan muy bien. Si se sospecha que se tiene un absceso dental, debe irse al odontólogo.

En general, la higiene minuciosa y una buena rutina de cuidado de la piel para mejorar la circulación y la renovación de las células epiteliales contribuirán a mantener la epidermis en buen estado. Cuando se tenga un absceso, o un forúnculo u otra dolencia cutánea, nunca deben utilizarse tratamientos abrasivos, pero el cepillado de la piel (véase página 45) una vez que la zona esté curada puede ayudar a asegurar que tales problemas no se repitan.

La piel es una de las rutas básicas de eliminación del cuerpo, y los abscesos y los forúnculos pueden ser un signo de dificultad local o de que esa ruta resulta menos que adecuada. El cepillado regular de la piel, la abundante exposición al aire fresco y el contacto con él son de gran importancia para mantener el funcionamiento de la piel en su nivel óptimo. También se podría tratar de dar un masaje corporal seco cada día antes de bañarse. Comience masajeándose la cabeza y el rostro con pequeños movimientos circulares, trabajando enérgicamente sobre el cuero cabelludo y con más suavidad sobre el rostro. Vaya descendiendo por todo el cuerpo hasta la punta de los pies, empleando movimientos largos y amplios que bajen por el cuello y todos los huesos largos y el torso, y movimientos circulares plenos alrededor de cada articulación. Actúe con suavidad y sin prisa; tómese todo el tiempo que necesite para cubrir cada centímetro de su cuerpo.

ACNÉ

Esta inflamación de las glándulas sebáceas puede sumarse a las dificultades de la adolescencia, pero también puede darse a cualquier edad. El sebo es un aceite natural que lubrica la piel y responde a los cambios hormonales que tienen lugar durante la pubertad. Puesto que en esta época de la vida la piel es más sensible, pueden producirse problemas de alergias ambientales y de contacto. Si la piel produce un exceso de sebo y es tratada con una preparación que la seca, el cuerpo puede responder produciendo más sebo para corregir lo que percibe como un mal funcionamiento. Por consiguiente, un enfoque efectivo no sólo detendrá los efectos de este desequilibrio, sino que también tendrá en cuenta la fuente que lo origina.

Una dieta rica en col, tanto cruda como ligeramente cocida, ayudará a mejorar la calidad de la piel, y una dosis regular del remedio floral de Manzana Silvestre del doctor Bach facilitará la limpieza.

Mi remedio antiguo favorito es frotar la zona afectada con un diente de ajo cortado en pequeñas rodajas. Los efectos antibacterianos de esto se sienten pronto, y si las fricciones se realizan dos veces al día durante una semana, el acné debería responder bien en muy poco tiempo.

Exponer la piel al vapor de agua muy caliente conteniendo una ramita de romero fresco y una de tomillo es uno de los métodos menos agresivos para limpiar y tratar la zona afectada. Si el acné aparece sólo en la cara, puede limitarse a inclinar la cabeza, cubierta con una toalla, sobre el recipiente. Si el acné afecta a grandes zonas del cuerpo, entonces la única manera de hacerlo puede ser un baño de vapor o turco. A continuación, puede tonificarse la piel salpicándola con agua fría.

También pueden ser útiles los aceites esenciales de lavanda, bergamota y geranio, en particular si se aplican como parte de una capa fina de aceite de germen de trigo. El aceite de germen de trigo ayudará a minimizar cualquier cicatriz, mientras que la lavanda es balsámica y contribuye a fomentar la renovación celular, la bergamota tiene una acción astringente y refuerza el efecto antibacteriano de la lavanda, y el geranio ayuda a equilibrar la secreción de sebo. Añada una gota de cada uno de los aceites elegidos a una cucharada de aceite de germen de trigo y masajee suavemente con la mezcla la zona afectada una vez al día. Si se tiene el cuidado de que los aceites esenciales no afecten a los ojos, esta mezcla es una preparación balsámica y curativa, cuyo efecto puede resultar muy eficaz.

En términos de dieta, quizá sea útil reducir la cantidad y tipos de grasa que se consumen y aumentar la ingestión de vitaminas C y E, preferiblemente comiendo mucha fruta fresca y cruda, o verduras y hortalizas ligeramente cocidas al vapor al menos una vez al día.

AFECCIONES DE LOS SENOS
(MALARES Y FRONTALES)

La congestión de los senos no sólo la provocan los resfriados y la gripe; también puede ser el resultado de alergias o de una acumulación de mucosidad, o los senos pueden ser un punto débil. El malestar y los dolores de cabeza que resultan de los senos bloqueados pueden ser realmente debilitantes y a veces también el pecho puede llegar a estar congestionado.

Los senos son espacios que se hallan en el interior del cráneo y una de sus tareas es dar resonancia a la voz. Están alineados con la membrana mucosa del mismo modo que la garganta. Los más comúnmente afectados son aquellos que están encima de las cejas y debajo de los ojos. Cuando el cuerpo produce exceso de mucosidad, estos espacios pueden llenarse rápidamente y sus pequeños agujeros de drenaje llegan a ser incapaces de eliminar el material excedente.

En otro nivel, la congestión de los senos a menudo puede ser un indicador de la necesidad de llorar, y los sollozos tienden a aliviar a los senos más eficazmente que cualquier otra cosa. Fui educada en la creencia de los poderes mágicos del agua salada, y la liberación de las lágrimas contenidas parece confirmar la verdad de esto.

El primer paso para mejorar cualquier problema de senos es reducir la cantidad de mucosidad producida por el cuerpo. En esto la dieta juega un papel importante y la eliminación de alimentos que generan mucosidad puede tener resultados espectaculares e inmediatos. El seguimiento de la dieta purificadora de tres días que se indica en la página 50 ayudará a su cuerpo a congregar sus recursos y concentrarse en la curación.

Ésta es también una buena oportunidad para echar un vistazo a sus hábitos alimenticios en general, en el caso de que la congestión de los senos sea provocada por alergias. Una de las alergias más comunes es a los productos vacunos, por lo que la raíz del problema puede ser una dependencia excesiva de estos alimentos (véase **Alergias**).

Una pizca de cúrcuma añadida a cada comida durante la cocción ayudará a reducir la congestión provocada por mucosidad. Esta riquísima especia de color amarillo es, a la vez, un estimulante del hígado y resulta de gran utilidad para disminuir la flema en cualquier parte del cuerpo. El chile tiene un efecto similar, por lo que cualquier comida picante y condimentada ayudará a este respecto.

El antiguo método de las inhalaciones de vapor puede ser muy eficaz para despejar los senos. Vierta agua hirviendo en un recipiente y luego inclínese sobre él y cubra su cabeza y el recipiente con una toalla. Aspirar el vapor por la nariz y la boca ayudará a despejar la congestión. Las hierbas acelerarán este proceso y poseen sus propios efectos terapéuticos: una ramita de romero añadida al agua le confiere propiedades antisépticas, y el tomillo y la salvia, un efecto calmante.

También pueden añadirse unas pocas gotas de aceite esencial: de romero, si no se tiene la hierba fresca; de eucalipto, si la inflamación de los senos no va acompañada de congestión pectoral; o de Aceite Olbas, que despejará los senos más tenazmente bloqueados. Estos aceites esenciales también pueden añadirse a un aceite portador liviano, como los de almendra, soja o de sésamo puro sin tostar, y utilizarse para masajear suavemente el rostro y el cuello. Alrededor de los ojos, en los pómulos y en cualquier parte del cuerpo en que pueda sentirse el hueso inmediatamente debajo de la piel, es mejor emplear una técnica de masaje suave, que consiste en movimientos rápidos y repetidos. Para hacer esto, coloque el dedo pulgar sobre el índice, de modo que la punta del dedo medio apoye sobre la punta del dedo índice y dé golpecitos ligeros y enérgicos en torno a los ojos. Al principio vaya lentamente y ponga gran cuidado en evitar el ojo. Este movimiento percusivo pronto aflojará cualquier congestión de mucosidad y brindará un gran alivio.

También podría probar a drenar los senos malares, debajo de los ojos, acostándose con la cabeza sobre un lado y golpeando con bastante firmeza a lo largo del pómulo hacia la nariz. Hágalo primero sobre un lado y luego en el otro. Tenga a mano un pañuelo, pero trate de no sonarse con fuerza, sino más bien de limpiar cualquier secreción.

Termine todo masaje facial con suaves movimientos descendentes por los músculos de las mejillas desde las sienes hacia el ángulo de la mandíbula, y haga movimientos amplios, largos y firmes bajando por la nuca hacia los ganglios linfáticos. Esto ayudará a drenar el sistema linfático.

AFTAS Y HONGOS VAGINALES

El desarrollo de este hongo de la familia de las cándidas puede afectar a la boca, a la piel o a las uñas, aunque con mayor frecuencia aparece en el interior y alrededor de la vagina. Los síntomas de ardor, irritación, escozor constante, y supuración abundante de color amarillento pueden provocar gran molestia y nerviosismo.

Muchas mujeres observan una conexión entre la toma de antibióticos y el desarrollo de hongos vaginales; de hecho, en la actualidad algunos médicos prescriben medicación antifungicida con determinados antibióticos. Los antibióticos actúan aniquilando bacterias y, junto con aquellas que provocan el problema, matan también toda clase de microbios y microorganismos benéficos. Esto perturba aún más el delicado equilibrio del organismo, dando lugar a problemas en partes en los que resulta crucial, como el intestino y la vagina.

Otros factores que alteran el equilibrio del pH de la vagina incluyen una dieta con alto contenido de azúcar y levadura, la toma de pastillas anticonceptivas y el estrés de larga duración. En la actualidad, todos estos factores podrían aplicarse a cualquier tipo de mujeres. Algunas mujeres llegan a desarrollar hongos como una reacción localizada a algunas cremas y gels espermicidas, e incluso a los preservativos.

El tratamiento debe ser general y localizado a la vez. General, para abordar el desarrollo de los hongos y corregir los niveles de pH del cuerpo. Localizado, para ayudar a aliviar los síntomas.

Los cambios en la dieta fomentarán los niveles de energía y comenzarán a tener efecto con bastante rapidez. Es importante eliminar de la dieta todos los productos de levadura, incluyendo las setas y los platos preparados con proteínas derivadas de hongos y todos los azúcares. Hay que evitar también los productos derivados de leche de vaca y del trigo. Si es posible, hay que asegurarse de tomar al menos seis raciones de hortalizas y verduras crudas cada día, y una comida a base de ensalada exclusivamente cruda. Pueden añadirse a la dieta grandes cantidades de ajo, cebollas y perejil, cuanto más mejor. El ajo es un antibiótico natural, que ayudará a fomentar las defensas del cuerpo sin provocar ningún efecto secundario. Todos los integrantes de la familia de las cebollas son grandes purificadores. El perejil tiene un alto contenido de hierro y propiedades enriquecedoras de la sangre, y contribuye a dirigir la purificación hacia la región pélvica.

También es importante beber abundante agua, al menos 1,5 litros al día, y tres vasos de jugo de arándanos sin endulzar, distribuidos a lo largo del día, para limpiar el sistema urinario. Evite todos los estimulantes, como la cafeína, y beba en cambio tés de hierbas y agua caliente sola.

Aplique cantidades generosas de yogur natural de leche de cabra o de oveja (directamente sacado de la nevera para un mejor efecto) para calmar la inflamación local y aliviar el escozor. El modo más fácil de hacer esto es colocar una o dos cucharadas de yogur sobre una compresa y mantenerla en su sitio del modo habitual. No use un tampón, porque esto conlleva sus propios riesgos potenciales. (Si tiene la regla, cambie a la protección externa, al menos durante la duración del período.)

Cuando no lleve la aplicación local de yogur, pruebe a dejar respirar esa zona del cuerpo evitando la ropa interior sintética ajustada. Los pantis de algodón son muy adecuados, y las medias son mejor que los leotardos; lo ideal es no usar ninguna ropa interior. Trate de evitar los jabones perfumados y los artículos de tocador (añadiendo al agua media taza de vinagre de sidra de manzana cada vez que tome un baño) y use papel higiénico blanco, asegurándose de secarse de delante hacia atrás en cada ocasión.

Cada noche, durante tres días consecutivos, introdúzcase en la vagina un diente de ajo, tan profundo como pueda. Para que esto resulte efectivo es necesario abstenerse de mantener relaciones sexuales, pero si la infección de cándidas es seria, la abstención no será un problema. Pele un diente de ajo con gran cuidado, a fin de no romper la delgada capa de piel interior. Mientras tanto, esterilice una aguja de coser y enhébrela con hilo de coser grueso estirilizado. Pase la aguja por el diente de ajo y átelo, dejando un cabo largo. El hilo le ayudará a quitarse el ajo por la mañana y también permite que parte de su jugo rezume por el pequeño agujero que se ha practicado, sin llegar a irritar.

Si al cabo de tres días los hongos vaginales no han desaparecido, interrumpa el tratamiento con el ajo y proceda a hacerse una ducha vaginal con una dilución de vinagre de sidra de manzana. Los dispositivos para la ducha vaginal pueden encontrarse en cualquier farmacia y los hay de dos tipos. En este caso se necesita uno más grande que permita hacer fluir a través de la vagina grandes cantidades de líquido desinfectante. El otro parece pensado para que pueda llevarse en el bolso y es tan pequeño como útil.

Llene el contenedor del irrigador con agua caliente y añada dos cucharadas soperas de vinagre de sidra de manzana por cada 1,2 litros de agua. Cuélguelo del soporte de la ducha o póngalo sobre un estante en el cuarto de baño. Para esto, la única fuente de presión que utilizará será la gravedad, por lo que el contenedor necesita estar situado por encima del nivel de la bañera (compruebe que el tubo sea lo suficientemente largo como para llegar). Utilice una boquilla que tenga varios agujeritos en la parte superior (algunos irrigadores vienen con varios tipos de boquillas) e insértela muy suavemente en la vagina, mientras se agacha en la bañera. Abra el interruptor, o cualquier otro dispositivo que se utilice para regular el flujo de líquido, y trate de relajarse mientras la solución entra y sale de su cuerpo, desinfectando al hacerlo. Algunas personas prefieren estar acostadas mientras se aplican la solución de esta manera. También puede permanecerse de cuclillas, pero no es posible estar sentado. Después, tómese cierto tiempo para relajarse, y no se preocupe si parte de la solución tarda más tiempo en salir.

Si los hongos vaginales desaparecen con rapidez, pero reaparecen con regularidad, considere la posibilidad de seguir la dieta de purificación de tres días que se indica en la página 50, y piense también en consultar a un naturópata o a un médico general naturista para obtener algún consejo más personal. A veces las mujeres descubren que los síntomas reaparecen en un momento determinado del ciclo menstrual y esto quiere decir que, para obtener mejores resultados, hace falta una revisión médica más personalizada.

Las alergias pueden manifestarse con una amplia variedad de síntomas, desde llagas, indigestión y estornudos, hasta respuestas asmáticas y fiebres que pueden poner en peligro la vida. La reacción alérgica se produce cuando el cuerpo no reconoce una sustancia como beneficiosa y moviliza alguna forma de defensa contra ella.

Algunas alergias, como el eczema, el asma y la fiebre del heno, tienden a afectar a los miembros de la misma familia. Otras, como la intolerancia a la lactosa, parecen ser el resultado de una deficiencia genética. El factor principal en una serie de alergias es la incapacidad del cuerpo de hacer frente al estrés. Entonces, el mejor enfoque es fortalecer el organismo y realzar la capacidad eliminadora del cuerpo, al mismo tiempo que se tratan los síntomas específicos.

En los casos de alergias alimenticias, debería eliminarse de la dieta el alimento bajo sospecha tan pronto como se lo haya identificado, y esto forma parte de un enfoque dietético de purificación y curación que es común a todos estos episodios. Como con todas las alergias, descubrir la causa es de vital importancia, y llevar un diario de la dieta (véase página 55) es un modo de prestar mayor atención a las actividades cotidianas y luego relacionarlas con cualquier problema de salud. Es mejor llevar el diario durante un período de unas seis semanas, a fin de poder formarse una idea más precisa de la situación. A partir de esta información, debería ser posible precisar con exactitud las comidas, bebidas, situaciones o condiciones climatológicas específicas que parecen provocar los problemas.

El paso siguiente es planificar una dieta de exclusión (véase página 57) que evite o neutralice esos factores. Como es obvio, es poco lo que puede hacerse para evitar el tiempo húmedo, por ejemplo, pero hay modos de minimizar la respuesta negativa a la humedad, como incluir en la dieta alimentos y condimentos específicos para entrar en calor. La gente suele descubrir que no es una sola cosa la que parece provocar el problema, sino una combinación particular, como comer muchos alimentos a base de harina de trigo y beber grandes cantidades de café durante una etapa particularmente estresante cuando el tiempo está húmedo. Un naturópata u otro médico general naturista puede ayudarle a descubrir una estrategia para evitar determinados alimentos, y también aconsejarle sobre aspectos a tener en cuenta para equilibrar la dieta. Si lo hace por su cuenta, no es aconsejable que siga algún tipo de dieta de exclusión estricta durante más de seis semanas sin consejo profesional.

Cuando se trate de localizar la causa de una alergia, vale la pena tener presente que muchas de ellas se producen en respuesta a alimentos y sustancias adulterados; las reacciones a cosas en su forma pura son raras. Los alergenos más comunes –harina de trigo, productos a base de leche vacuna, contaminantes transportados por el aire, sustancias químicas en productos de limpieza, jabones en polvo, etc., ácaros del polvo y gas doméstico– son todas sustancias que de algún modo han sido adulteradas. Por ejemplo, la harina de trigo que consumimos hoy en día guarda poca relación con la que comían nuestros antepasados. En la actualidad se trata de un producto de ingeniería genética y de cultivo selectivo, habitualmente saturado de pesticidas, fungicidas, fertilizantes artificiales, y una variedad alarmante de otras sustancias y procesos químicos. Resulta poco sorprendente que el cuerpo trate a este cóctel terrible como a una sustancia extraña.

Los pulmones y el delicado revestimiento de la boca y de la nariz no están diseñados para inhalar humos nocivos cada día, aunque en la actividad cualquiera que viva en una ciudad, o cerca de ella, aspira una cantidad de contaminantes mayor a la que nuestros antepasados sabían que existían. Los efectos sobre la salud general debidos al hecho de vivir en una gran ciudad se han estimado como el equivalente a fumar veinte cigarrillos cada día.

Todo esto puede conducir al cuerpo a estar sobrecargado y a ser hipersensible. Entonces, no asombra que pueda manifestar una respuesta alérgica a algún componente de la dieta, o que sea incapaz de aguantar sin quejarse los cambios hormonales que se producen durante el ciclo menstrual. Más bien como la gota de agua que colma el vaso, el cuerpo puede estar simplemente respondiendo a demasiados o numerosos irritantes leves durante mucho tiempo.

Para minimizar el efecto del estrés sobre el cuerpo, elija alimentos en el estado más puro posible –lo cual suele significar productos de cultivo orgánico– y agua purificada y carente de contaminantes. El descanso y la relajación son aspectos igualmente importantes de cualquier plan de mejora de la salud general, y el tiempo que se pase al aire libre en una zona natural sin contaminación tendrá un efecto rejuvenecedor sobre todo el cuerpo.

A los carnívoros se les aconseja en particular que revisen sus dietas y consideren la posibilidad de reducir la cantidad de carne y productos animales que consumen por semana, en especial si se tienen en cuenta los métodos que se utilizan para llevar estos alimentos a sus mesas. El modo en que se cría a los animales para el consumo humano es realmente vergonzoso; estas criaturas son tratadas como productos manufacturados, mostrando poco interés o respeto por ellas, despojándolas de toda dignidad. Aparte de la ignominia que supone dar apoyo a un negocio tan sucio, también existe un impacto sobre el consumidor como consecuencia de las grandes cantidades de sustancias químicas, antibióticos y otras drogas encontradas en la carne de estos animales, y de la presencia de todos los subproductos metabólicos del estrés agudo y del dolor que sufren durante su vida y el día de su muerte.

Muchas personas parecen tener necesidad de comer carne y su salud puede deteriorarse si no disponen de esta proteína. Si éste es el caso, hay muchas granjas que dan una buena vida a sus animales permitiéndoles hacer mucho ejercicio, alimentándolos con dietas adecuadas y matándolos de un modo más humano. Este tipo de productos comienza a tener una difusión amplia y se vende ya en muchos supermercados.

Medidas específicas, como tomar vitamina C hasta alcanzar la dosis de saturación (véase página 29), y comer cada día al menos cinco porciones de fruta fresca y verduras y hortalizas de cultivo orgánico, ayudará a favorecer al sistema inmunológico y a apoyar el funcionamiento de todas las células. Si se tolera, también puede tomarse tintura de equinacea, comenzando con una dosis diaria de 0,2 ml. diluidos en agua y aumentando lentamente hasta llegar a 2 ml..

Las vitaminas A y E son importantes para ayudar al cuerpo a combatir el estrés. Se encuentran en una variedad de alimentos, incluyendo el aceite de oliva y los aceites de semilla, el coco, el germen de trigo, los albaricoques, la papaya, los vegetales amarillos (maíz, calabazas, etc.), la lechuga y el berro. Estas vitaminas también pueden tomarse como un complemento, pero es mejor ingerirlas como parte de una combinación de vitaminas y minerales, más que individualmente.

Si el cuerpo muestra signos de alergia, estas medidas generales ayudarán. Las alergias son realmente el grito del cuerpo pidiendo ayuda, y atender a sus necesidades más profundas de purificación y desintoxicación asegurará una buena salud en el futuro.

Véase también **Eczema**, **Asma** y **Fiebre del heno**.

ALMORRANAS

(véase Hemorroides)

La alopecia (calvicie o seria caída temporaria del pelo) puede tener numerosas causas y ser difícil de tratar. Puede ser una respuesta al estrés físico –la pérdida de pelo postembarazo es un buen ejemplo de ello– o al estrés emocional o psicológico, cuya identificación plantea mayores dificultades.

La angustia que puede provocar este estado puede tratarse de manera eficaz con el Remedio de Rescate del doctor Bach, y ayuda para toda clase de *shock*. Debería tomarse como se indica en el frasco. Sin embargo, el desafío es encontrar la causa de la alopecia.

Para una caída de pelo leve, un primer paso esencial es un complemento vitamínico y mineral de amplio espectro, como lo es el masaje del cuero cabelludo y del cuello. Esto puede hacerse cada noche sin necesidad de ningún aceite; límitese a masajear toda la zona con movimientos circulares suaves, lentos y estimuladores. Una vez a la semana, masajéese el cuero cabelludo con una mezcla de dos gotas de aceites esenciales de lavanda y timo, diluidas en media taza de cantidades iguales de aceite de almendra y de jojoba. Después, envuélvase la cabeza con una toalla caliente y manténgala tanto tiempo como sea posible. Lo ideal sería dormir con la cabeza envuelta en la toalla y lavarse el cabello por la mañana para quitarse el aceite. Se dice que estos aceites estimulan el crecimiento del cabello, pero yo considero que la eficacia puede deberse a la estimulación de la zona por medio del masaje.

El remedio homeopático árnica estimula la circulación y puede tomarse como se indica en el frasco. También es un buen remedio para el *shock*, por lo que constituye un apoyo ideal en estos tiempos. Asimismo, trate de tomar una cucharadita de té de semillas de sésamo antes del desayuno cada mañana durante un mes.

La pérdida de cabello es una experiencia alarmante, en particular para las mujeres, que deben enfrentarse a muchas presiones en el seno de nuestra sociedad en relación con su apariencia. La aparición de la alopecia es un momento ideal para detenerse a considerar tales cuestiones y el modo en que las sienten los individuos afectados. Si se encuentra una causa física, entonces es posible el tratamiento, pero también puede ser una buena oportunidad para emprender alguna acción reparadora sobre los niveles emocional y psicológico.

La caída de cabello repentina es un modo impactante y extremo que tiene el cuerpo de comportarse. Una investigación integral del grado de bienestar físico y emocional que precede a este acontecimiento puede arrojar una multitud de indicios acerca del modo en que puede mejorarse la salud en general y, si es posible, vale la pena emprender esto con un naturópata o un médico general naturista.

AMIGDALITIS

Haga lo que haga, ponga a prueba y mantenga en buena forma sus amígdalas. Aunque en determinada ocasión puedan estar inflamadas, las amígdalas se hallan en la línea frontal de las defensas del cuerpo y realizan un trabajo maravilloso.

Los ataques repetidos de amigdalitis ponen de manifiesto que el sistema inmunológico del cuerpo podría necesitar un refuerzo. Una mejora en la dieta general, vitamina C hasta la dosis de saturación (véase página 29) y grandes cantidades de ajo cada día serviría de ayuda. En estos casos, el tomillo actuará como un antiséptico eficaz. Si le resulta posible hacer gárgaras, hágalas con un preparado de media taza de té de tomillo cargado, previamente enfriado. Beba a sorbos lentos la otra mitad. Para reforzar este afecto, añada unas pocas gotas de aceite esencial de tomillo a un quemador de aceite. Tomar una sauna facial o un baño de vapor añadiendo al agua una o dos gotas del aceite potenciará el leve efecto anestésico local y ayudará a reducir la molestia.

La malva es otra hierba que tiene un efecto calmante sobre las amígdalas. Beba cada día, a sorbos lentos, dos tazas de té caliente de malva y disfrute el rápido alivio que brinda.

Mi remedio favorito es simplemente hacer gárgaras con té de salvia roja varias veces al día y beber media taza diaria (véase **Tos y dolor de garganta**). Que yo sepa, nunca ha dejado de aportar alivio. Si se refuerza con una compresa caliente sobre la garganta, la salvia puede tener un efecto de «bocadillo» sobre las amígdalas, curándolas por dentro y por fuera. Prepare una infusión poniendo en agua hirviendo dos cucharadas soperas de salvia seca o un puñado de hojas frescas durante medio minuto, aproximadamente. Humedezca en el líquido un trozo de tela fina de algodón, lo suficientemente largo como para poder envolverlo alrededor del cuello, y estrújelo. Envuelva la tela alrededor de su garganta y cúbrala de inmediato con una toalla gruesa para evitar mojarse y mantener el calor. Cambie esto varias veces durante el día y use una compresa fría por la noche. Para una compresa fría, empape en agua fría un trozo de tela de algodón, envuélvala alrededor de su garganta y cúbralo con una toalla. Ésta es la cura más efectiva si las amígdalas están muy inflamadas y la garganta está rígida y dolorida, pero debe asegurarse de que la tela de algodón envuelva el cuello en una sola capa; los paños de cocina suelen ser adecuados para las medidas de hidroterapia, pero en este caso serán demasiado anchos.

Otra gárgara que es muy difundida por su rápidos resultados y su sabor agradable es la de fenogreco o alholva. Prepare el té echando dos cucharaditas de semillas de fenogreco en un jarro grande de agua hirviendo y deje cocer durante un minuto, aproximadamente. Cuele el líquido y haga gárgaras con él cuando se haya enfriado lo suficiente. Esto puede repetirse hasta cuatro veces al día.

AMPOLLAS

Todos los caminantes experimentados parecen tener sus propias hierbas favoritas para ayudar a prevenir y tratar las ampollas. El remedio más común es colocarse en los zapatos unas pocas hojas recién cortadas de plátano o malvavisco. Todas estas hierbas ayudarán a prevenir las ampollas y pueden ser igualmente efectivas como tratamiento si ya han se han formado.

Los bailarines suelen pintarse los dedos de los pies y los talones con tintura de benjuí o con algún bálsamo farmacológico, una vez más tanto para prevenir como para curar las ampollas. Unas pocas hojas o flores de lavanda, o una o dos gotas de su aceite esencial, añadidas a las medias o a los calcetines ayudarán si se planifica una actividad menos extenuante, y esto también funciona bien cuando se utiliza en un par de zapatos nuevos.

Si se han formado ampollas, el baño regular con agua caliente a la que se han agregado unas gotas de tintura de mirra calmará y acelerará la curación. Las ampollas se curan mejor si se exponen al aire. Si las cubre, tenga cuidado de no utilizar tiritas impermeables u otro material que no permita el paso del aire; es mejor usar un trozo de gasa.

Parece haber una conexión particular entre los pies y la orina, puesto que orinar sobre los pies de uno es una cura notablemente rápida para las ampollas en todas sus fases (véase **Pie de atleta** y **Sabañones**).

ARTRITIS

Los términos artritis y reumatismo suelen usarse sin excesivo rigor para describir una variedad de dolencias diferentes. La mayoría de la gente entiende que el reumatismo es un término general para designar una molestia o un dolor muscular, y éste tal vez sea el estado reactivo a las condiciones climatológicas: «Sé que va a llover porque mi reumatismo está dando guerra» es una predicción común. Los cambios atmosféricos pueden tener un efecto tremendo sobre el modo en que nos sentimos.

La artritis se divide en dos tipos distintos, ósea y reumatoide. Osteoartritis es el nombre que se da al dolor y a la inflamación en las articulaciones, con frecuencia como consecuencia del desgaste o de algún desgarro, lo cual quiere decir que la protección o amortiguación habitual que impide que los huesos que forman una articulación se rocen entre sí comienza a hacerse más fina. La artritis reumatoide es la inflamación de una serie de articulaciones y debe considerarse de manera muy diferente. Puesto que resulta tan importante diferenciar entre estos dos tipos de artritis, se recomienda consultar al naturópata o médico general naturista con el objeto de concebir un plan de tratamiento personal. Entretanto, las medidas que se explican aquí en forma resumida pueden ayudar al control del dolor y a la salud general, además de servir para aliviar los síntomas.

En general, el ungüento de consuelda es un calmante útil y de aplicación curativa. Uno de los nombres populares para la consuelda es el de soldador de huesos y se utiliza ampliamente para cualquier dolencia ósea, desde cambios osteoartríticos hasta fracturas. En el pasado, se añadían siempre unas hojas de consuelda a cualquier venda que se aplicaba a una herida o tablilla para huesos rotos. También se utilizaba como base en la elaboración de ungüentos y bálsamos destinados a tratar alteraciones óseas y articulares.

La hierba antiinflamatoria diente del diablo, tomada en forma de tabletas como se indica en la caja, puede brindar un enorme alivio del dolor, mientras que la acedera ámbar y las semillas de apio, mezcladas en partes iguales para preparar un té, ayudarán a purificar las articulaciones si se toman dos veces al día.

Dos tabletas de la sal tisú Nat. Mur. tomadas una vez al día pueden tener un efecto positivo, pues parecen ayudar a «aceitar» al cuerpo en general. Esto se equilibra mejor tomando la sal de tisú Mag. Phos. una vez a la semana.

Tanto la osteoartritis como la artritis reumatoide suelen ser signos de frustración o congestión, y cualquier medio de expresión puede ser de gran ayuda para aliviar el dolor y el estado en sí (véase el apartado de gemido, a continuación). En mi práctica, el sentimiento que con más frecuencia reprimo es la ira. Éste es un sentimiento que nos resulta difícil expresar hoy en día, pues suele ser inaceptable socialmente y existen numerosos reparos personales en contra de su expresión. El miedo es tal vez la principal razón por la cual la gente no utiliza la ira, el miedo a lo que pueda provocar, a lo que se sentirá, a lo que los demás pensarán de ella, etc. Para este fin, cualquier forma de comunicar la ira de uno y de hallar medios seguros de abordarla es una cura potencial para una serie de enfermedades. Golpear cojines cuando no hay nadie alrededor, gritar a la pared o a una silla vacía, agitar todo el cuerpo en una variedad de movimientos bruscos, airados, entrecortados, son todos modos que pueden ayudar. Mi método favorito es reunir vajilla dañada y rota, o comprar artículos baratos con defectos de fábrica, encerrarme en la cocina y arrojarlos contra la pared o contra el suelo hasta que se rompen. El acto de ser destructivo puede resultar notablemente terapéutico.

Una cucharada sopera de vinagre de sidra de manzana añadida a un vaso de agua caliente y bebida por la mañana en ayunas es un modo útil de mantener el cuerpo alcalino y reducir la formación de toxinas en la sangre. Éste es un aspecto importante, tanto para la purificación como para el control del dolor. Algunos alimentos específicos tienen tendencia a irritar a las personas con estados artríticos, y deberían analizarse minuciosamente para ver si existe alguna relación entre el consumo excesivo de éstos y los «brotes» artríticos. El modo más fácil de hacerlo es llevar un diario de la dieta (véase página 55) a fin de detectar esos alimentos y luego buscar la ayuda de un naturópata o de un médico general naturista para suprimirlos durante un tiempo breve. Los alimentos que pueden causar problemas incluyen a la carnes rojas, la sal, el vino tinto (y el alcohol en general, aunque el vino tinto es el que se indica más a menudo), los frutos cítricos y el café. Las carnes rojas pueden sustituirse por la carne de pescado y de ave, y esto también puede brindar una oportunidad perfecta para aumentar la ingestión de comidas vegetarianas. El hecho de evitar la sal abre la posibilidad de experimentar con una variedad de hierbas y de especias suaves para condimentar la comida. Pruebe una variedad de tés de hierbas y café de diente de león, un gran estimulante del hígado, en lugar del café común. De todas maneras, estas medidas contribuyen a una dieta generalmente más sana, por lo que sólo pueden mejorar la salud en su conjunto.

Cualquier persona que tenga problemas con la gota, una desagradable inflamación que se produce en determinadas articulaciones, que suele ser la del dedo gordo del pie, encontrará alivio al evitar alimentos que contienen purina: éstos son los arenques, las sardinas, los mariscos, las carnes rojas y los órganos de animales. Comer cerezas negras frescas con cada comida proporciona un alivio instantáneo.

Gemido

La técnica del gemido es un modo maravilloso de eliminar energía del cuerpo. Es simple, profundamente efectiva y puede hacerse casi en todas partes. Todo lo que se necesita es un lugar donde poder acostarse y, al menos al principio, asegurarse de que no será escuchado ni molestado por nadie. Una vez que se acostumbre a hacerlo, quizá desee compartir la experiencia con otros miembros de la familia, colegas o amigos.

Por consiguiente, haga una aspiración profunda y luego expulse el aire con un gemido. Gima realmente y haga que su gemido dure tanto tiempo como le resulte posible. Repita esto una y otra vez, hasta que considere que ya es suficiente. Encontrará que su gemido pasa por fases diferentes, dando la impresión de alcanzar un *crescendo*, para luego empezar a disminuir. En este punto, usted sabrá que ya es suficiente y quizá se sienta mucho más sereno y, al mismo tiempo, más relajado y energizado. Es una técnica útil para el alivio del dolor, pero si con esto también ha logrado eliminar algo de ira, entonces puede experimentar un enorme alivio y una gran satisfacción en el plano emocional.

En algunas ocasiones la gente descubre que quiere golpear la pared con los puños o ponerse a patalear mientras gime. Si se da permiso para tener una rabieta antes de comenzar a gemir, entonces su cuerpo seguirá adelante y liberará la ira sin necesidad de sentirse avergonzado o intimidado. Todo lo que su cuerpo necesite hacer de este modo seguro y controlado estará bien: no puede hacer daño ni a usted ni a los demás, de manera que haga una respiración profunda y comience a poner en práctica el método.

ASMA

El asma es esencialmente un espasmo de los bronquios, que conduce al jadeo y al sofoco. Puede resultar mortal, y no debería pasarse por alto ni tomarse a la ligera. También puede ser agravada, si no causada, por un espasmo o una onda irregular de movimientos en el diafragma. Los factores ambientales, los contaminantes transportados por el aire y el hecho de estar en presencia del humo del cigarrillo son elementos que pueden activar los ataques. A menudo, hay que detectar una fuerte conexión familiar, y los ataques asmáticos suelen producirse con mayor frecuencia en individuos que tienen otras alergias. El asma está estrechamente vinculada con el miedo que puede ser generado por cada ataque, algo que no resulta sorprendente. Los remedios florales del doctor Bach pueden ayudar con este aspecto del estado; en este caso, los más útiles son los que trabajan con los miedos y sus efectos (rosa de roca, mimosa, ciruelo mirobálano, álamo y castaño rojo).

Una vez que ha comenzado un ataque, lo mejor son las cosas simples, que calmarán y aliviarán. Incluso escuchar música relajante y tocar algo suave ayudará a reducir la ansiedad que lo acompaña.

La manipulación de la columna vertebral puede ayudar enormemente a vencer el asma y durante un ataque, mientras que la osteopatía craneal es más efectiva al trabajar directamente con cualquier problema que afecte al diafragma. (Consultar a un osteópata, a un terapeuta craneosacral o a un quiropráctico.) El masaje también puede ayudar, en particular trabajando a lo largo de los músculos pequeños e importantes que se hallan entre las costillas. Un terapeuta masajista profesional está en condiciones de mostrarle el mejor modo de utilizar esto por su cuenta.

La manzanilla romana y la salvia esclarea son aceites esenciales útiles para emplear, en dilución, en el masaje, y también pueden añadirse a un quemador de aceite o a un difusor. Debe tenerse cuidado de no conducir ni operar maquinarias inmediatamente después de utilizar salvia esclarea. Para masajear el torso, agregar dos gotas del aceite esencial a una taza pequeña de aceite portador.

La dieta juega un papel importante para asegurar que la congestión del hígado y del intestino no agrava el estado de quienes padecen de asma. Resultaría provechoso hacer con regularidad una dieta de purificación de tres días (véase página 50), además de reducir la ingestión de alimentos que forman mucosidad, como el trigo y los productos lácteos. Una compresa de hígado hecha de angostura y aplicada toda la noche una vez a la semana ayudará al hígado a mantener al organismo funcionando sin problemas, mientras que las cebollas son un valioso aditamento de la dieta. Contienen una sustancia llamada difenil tiosulfato, que suele utilizarse en los medicamentos para el asma.

Todos los ejercicios que mejoren la respiración tendrán un efecto benéfico; a menudo la gente necesita ayuda para aprender a respirar de manera adecuada. La respiración diafragmática correcta (véase página 60) puede ayudar a hacer más leves o a impedir los ataques, y nuevamente un naturópata, un osteópata o un quiropráctico estarán en condiciones de aconsejar. Para los niños pequeños, los ejercicios de respiración pueden hacerse como si fuesen juegos, tales como inflar globos, soplar velas (especialmente las que vuelven a encenderse), e incluso ver quién escupe las semillas de cereza más lejos. Los adultos necesitan que se los aliente a relajarse un poco y a disfrutar con los ejercicios de respiración a fin de que los realicen con regularidad.

Respiración circular

La respiración circular es un ejercicio de la Dinámica Chi que tiene muchos efectos provechosos. Salga al aire libre, si hace buen tiempo, o párese junto a una ventana abierta, con las rodillas flojas o ligeramente flexionadas y los brazos descansando sueltos a los lados. Aspire lentamente mientras levanta las manos hacia los lados y luego las alza por encima de su cabe-

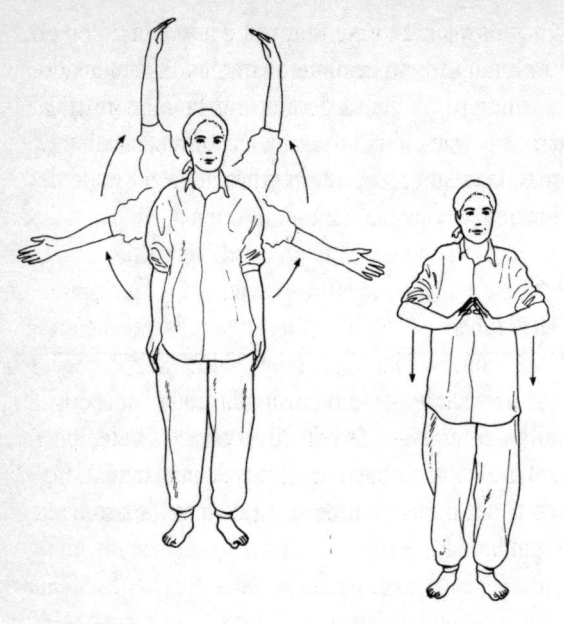

za hasta que se encuentren. Manténgalas allí durante un segundo. Espire mientras lleva lentamente las manos hacia abajo siguiendo la línea central de la parte frontal de su cuerpo hasta que lleguen a la pelvis. Haga una pausa aquí durante un segundo, luego aspire, abra los brazos y repita, continuando con el ejercicio tanto tiempo como le resulte posible. Este ejercicio recibe el nombre de respiración circular porque es casi continuo, y los brazos se mueven describiendo en el aire un gran círculo completo (que es biseccionado por el cuerpo). Además de mejorar la calidad de la respiración, este ejercicio también estimula la calma y la armonía, resulta placentero y favorece el estado de meditación.

CALAMBRES

La sal de tisú Mag. Phos. tomada como una dosis aguda es el remedio más efectivo para los calambres musculares. Una infusión de flores de manzanilla, flores de tilo u hojas de hinojo y sus semillas, tomada con regularidad, ayudará a aliviar los espasmos musculares. Esta infusión puede tomarse tres veces al día y el líquido también puede utilizarse para empapar un trozo de algodón a fin de emplearlo como una compresa. Esto ayudará a aliviar cualquier molestia y magulladura poscalambre.

Una queja común en relación con el calambre es que sólo aparece por la noche, de modo que tomar el fosfato de magnesio por la tarde, seguido de una taza de té de hierbas antes de irse a la cama, servirá de ayuda. Pruebe esto durante tres semanas seguidas, descansando la cuarta, a lo largo de dos a tres meses, si es necesario. Una aplicación por la noche de una compresa de musgo de trébol también brindará un gran alivio. Llene la funda de un cojín o de una almohada pequeña con musgo de trébol y aplíquela al músculo, sujetándola sin apretar con un paño de cocina o una tira similar de tela de algodón.

Los calambres debidos al exceso de ejercicio se aliviarán tomando un baño de sulfato de magnesio (véase página 44), aunque esto debería evitarse si se sufre de presión sanguínea alta, problemas de piel o se está menstruando. Los calambres menstruales suelen aliviarse sorbiendo lentamente una taza de té caliente de hojas de frambuesa, si puede tolerarse (algunas personas son sensibles a su alto contenido de hierro). También se alivian con una taza de té de pie de león y milenrama mezclados (véase **Problemas menstruales**).

Si el calambre es serio o se produce con regularidad, es probable que esté indicando un profundo desequilibrio en las sales corporales. Con mayor frecuencia, esto sucede como resultado de estrés continuo y fatiga, por lo que debe prestarse especial atención al estilo de vida y a la salud constitucional (véase también **Cansancio**). Un naturópata o un médico general naturista debería estar en condiciones de darle más consejos para aumentar los niveles de energía.

Una cura excelente para los callos es empapar algo de pan en cualquier tipo de vinagre durante dos días, poner un trozo sobre el callo y dejarlo toda la noche como una cataplasma fría (véase página 23), manteniéndolo en su lugar con un pañuelo de algodón. Dejarlo en el lugar durante tres días y al tercero, sumergir el pie en una palangana con agua caliente y quitar una capa del callo. Continuar el tratamiento hasta que el callo desaparezca por completo.

Las zonas de durezas pueden frotarse con una piedra pómez o –y ésta es la mejor excusa que conozco para unas vacaciones– caminando por la playa. La combinación del agua salada y de la abrasión enérgica de la arena constituye el mejor tratamiento que existe para los pies. Enterrar los pies en arena caliente es algo tremendamente reconfortante y curativo, y tiene numerosos efectos benéficos sobre el organismo. En casa, los baños de pies con agua salada, secándose luego con una toalla áspera, tendrán un efecto similar.

Los puntos y zonas de presión de las durezas en los pies pueden indicar problemas posturales, por lo que es una buena idea la evaluación estructural integral hecha por un naturópata, un osteópata o un quiropráctico. Una de las causas principales de las molestias en los pies se debe al uso de calzado inadecuado, en particular con tacones altos. Incluso con tacones bajos todo el peso del cuerpo recae sobre zonas que no fueron pensadas para soportarlo en forma exclusiva, y esto puede provocar innumerables dificultades. El mejor consejo es alternar los períodos en que los pies se someten a presión, con otros en que están descalzos.

CANSANCIO

El cansancio puede tener numerosas causas, que van desde una respuesta natural al exceso de ejercicio, hasta un síntoma de alergia o una reacción al estrés o a la enfermedad. Si es una dolencia que viene de tiempo atrás, o se produce después de una afección viral como la gripe, es una buena idea consultar a un naturópata o a un médico general naturista para hacerse una revisión completa.

La adición regular a la dieta de alguna forma de vegetal marino o alga ayudará a mantener un buen funcionamiento de la tiroides. Como complemento, puede tomarse un tipo de alga llamada «kelp» en cápsulas o en tabletas. Mejor aún, elija alguno de la amplia variedad de vegetales marinos, como el pepino de mar, y diversas algas (dulse, arame, wakame, nori y carageen) y consúmalos cada día con las comidas. Los vegetales marinos pueden encontrarse en forma deshidratada en las tiendas de alimentos naturales y en muchos colmados orientales, y pueden ser saboreados frescos por quienes tienen la suerte de vivir cerca de zonas costeras no contaminadas. Un complemento diario de 50 mg de coenzima Q ayuda a generar energía a nivel celular. Aunque los resultados pueden tardar un tiempo en manifestarse, suelen ser sorprendentes.

El jugo de hierba de trigo es otro tónico valioso, que se prepara exprimiendo semillas de trigo crecidas o brotadas. Un vaso de este preparado tomado cada día tiene notables cualidades revitalizantes. Si no lo consigue pero dispone de una exprimidora, añadir hojas verdes frescas como las de lechuga a su jugo tendrá un efecto similar, aunque menos potente.

Puede obtenerse alivio del cansancio mental añadiendo unas pocas gotas de aceite esencial de romero a un quemador de aceite, y manteniéndolo sobre un escritorio o mesa cerca de usted. El romero ayuda a aguzar las facultades mentales y refuerza la memoria, por lo que constituye una ayuda perfecta para estudiar.

Con frecuencia, los mejores remedios para el cansancio son el sueño y la distracción. Una siesta breve servirá para hacer más fáciles las cosas, lo suficiente como para poder salir adelante hasta el momento de irse a la cama. El cansancio puede ser un signo de que el cuerpo está cansado o aburrido, y al darle un breve descanso o un poco de distracción sabrá que le escucha, pero todavía no puede responderle plenamente. Para mí, es una fuente de gran placer comprobar cómo el cuerpo llegará a revitalizarse y parecerá completamente cambiado si se pasa a una actividad diferente. Esto es especialmente cierto si la actividad implica movimiento. Ir a dar un paseo corto y mezclarse con la naturaleza siempre resulta revitalizador, pero cambiar de silla, dar una vuelta por la oficina o por la casa, o encender la radio y ponerse a bailar durante unos minutos, funcionará. Es como si estuviésemos estancados en la rutina y hasta el cambio más simple sirviese para recargarnos de energía y reponer el entusiasmo perdido. Por último, quiero decir que el cuerpo *necesita* tiempo para descansar y reponerse, y si está recuperándose de una enfermedad, requerirá más sueño de lo habitual.

Para una acción estimulante rápida, ponga una cucharada sopera de semillas de fenogreco y tres tazas de agua en una cacerola antiadherente, que no sea de aluminio, y deje hervir a fuego lento durante cinco minutos. Añada melaza de hilo negro para dar sabor (en términos ideales, no menos de una cucharadita de té y no más de una cucharada sopera) y beba una taza al día. Este tónico antiguo, originario de Oriente Medio, es particularmente efectivo para las mujeres, que se benefician principalmente de su contenido de hierro y mineral. Puede ser una bebida deliciosa, por lo que vale la pena experimentar con la cantidad de semillas de fenogreco y el tiempo de cocción a fuego lento. En general, cuanto más tiempo se cuece a fuego lento, más suave será el gusto a fenogreco.

CANSANCIO VISUAL Y OJOS IRRITADOS

La crema de eufrasia puede aplicarse con seguridad en torno a toda la zona del ojo y brinda rápido alivio. Este gel claro y calmante puede encontrarse en los herbolarios y en las tiendas de alimentos naturales. Las bolsitas de té de menta frías ya usadas y las rodajas de pepino son buenas para colocar sobre los ojos cerrados mientras se permanece acostado y relajado, de cinco a quince minutos. También es útil utilizar para esto bolsitas de té corriente, pero tienden a tener un efecto astringente sobre la piel que rodea a los ojos, por lo que es mejor usarlas sobre una capa de crema protectora o gel, como vaselina, ungüento de caléndula o aceite de sésamo sin tostar.

Gran parte de las molestias y del cansancio pueden aliviarse variando regularmente el foco de los ojos. Esto simplemente quiere decir levantar la vista de cualquier cosa que esté haciendo al menos cada 15 minutos y mirar a su alrededor, por la ventana, bajar la mirada a las uñas de las manos y luego volver a su trabajo. Estas maniobras sencillas relajarán los ojos y es una buena idea hacerlas mientras se relaja, lee o mira la televisión, así como en el trabajo. Un ejercicio útil para reforzar el foco es sostener un lápiz afilado delante del rostro hasta que toque la punta de la nariz, manteniendo todo el tiempo la vista fija en la punta del lápiz, volviendo a llevarla a su foco original. Repita este ejercicio varias veces cada día.

A menudo, los ojos cansados sólo necesitan un descanso, y cubrirlos con las manos durante cinco minutos seguidos (véase **Conjuntivitis**) suministrará la oscuridad y el calor necesarios para revitalizarlos y limpiarlos.

Una compresa de manzanilla aplicada al final del día calmará y curará los ojos cansados, y ayudará a tratar cualquier derrame o sequedad. Añada un cucharadita de té de flores de manzanilla a 300 ml de leche hirviendo. Deje reposar durante un minuto aproximadamente y luego cuele el líquido. Cuando el líquido esté a la temperatura del cuerpo, empape en él un pañuelo de algodón o un paño de cocina de algodón fino, estrújelo y colóquelo sobre los ojos. Déjelo allí hasta que se enfríe.

CASPA

Hay una variedad de tratamientos en base a hierbas y aceites esenciales que son muy efectivos para la caspa. El mejor de estos tratamientos combina geranio, lavanda y sándalo, todos los cuales tienen un efecto regulador sobre la secreción sebácea.

He descubierto que los mejores resultados se obtienen mediante una combinación de masaje regular del cuero cabelludo con aplicaciones o enjuagues. El masaje del cuero cabelludo cada mañana con dos cucharadas soperas de aceite de sésamo puro sin tostar tiene un efecto muy rápido. Frote el aceite calentado sobre el cuero cabelludo como haría con un champú, utilizando el pulpejo de las manos para hacer pequeños movimientos circulares cubriendo toda la cabeza. Si no le importa llevar el cabello con aspecto grasiento, puede dejarse el aceite; de lo contrario, quíteselo con un champú herbal suave para lavados frecuentes.

Cada tres días, hágase un enjuague con cola de caballo vertiendo al menos 1,2 l de agua hirviendo sobre 50-75 g de hierba. Deje descansar durante un minuto aproximadamente, luego quite las hierbas del líquido. Una vez que se haya enfriado lo suficiente, enjuáguese el cabello con el líquido. Utilizado durante un período de unas seis semanas, esto debería ser una respuesta completa a la caspa y puede repetirse en caso de que el estado reaparezca. Aconsejaría prestar atención a la dieta y corregir cualquier deficiencia de vitamina o mineral de larga data. Uno de los modos más fáciles de hacer esto es tomar un complemento de minerales y vitaminas de amplio espectro, sin levaduras, y comer cinco porciones de fruta y verduras y hortalizas frescas cada día. También puede considerar la posibilidad de consultar a un naturópata o a un médico general naturista para hacerse una revisión minuciosa y confirmar su estado nutricional. Este profesional también estará en condiciones de recomendarle un complemento que se adecue a sus necesidades.

La caspa también puede ser parte de la respuesta del cuerpo a una infección de levadura (véase **Pie de atleta**) y, si éste es el caso, la dieta es una de las principales elecciones de tratamiento. Eliminar el azúcar en todas sus formas y todos los alimentos que contengan levadura tendrá un efecto positivo sobre la salud general, aun cuando no se tenga una infección de levadura, y también puede ayudar a combatir la caspa.

ALIMENTOS QUE CONTIENEN LEVADURA

Todos los panes, incluido el pan de pita (pero no los *matzos*, las chapatas, y algunos panes de soda y centeno). Todos los alimentos que contienen miga de pan o están revestidos por una capa de pan rallado.

Las tartas, los panecillos y las bases de pizza enriquecidas con levadura. Todos los productos lácteos, con excepción de la leche, los quesos frescos sin corteza y la mantequilla sin sal. Las pastas cremosas para untar a base de extracto de levadura, como Marmite, Bovril y Vegemite, los patés vegetales y la mayoría de los caldos de carne en cubos. Las bebidas de malta y malteadas, el vinagre y todos los alimentos encurtidos, la salsa de soja, y todos los alimentos y las bebidas fermentados, como el vino y la cerveza. Cualquier fruta con «pelusilla», y todos los jugos de fruta preparados comercialmente, y aquellos que incluyen la piel de la fruta. Los champiñones y otras micoproteínas. Todos los alimentos que contienen el conservante glutamato monosódico. Los productos vitaminados pueden contener levadura, o vitamina B y selenio derivados de levadura. Compruebe con atención las etiquetas de todos los alimentos preparados.

ALIMENTOS QUE CONTIENEN AZÚCAR

Todos los tipos de azúcar (blanca, morena, mascabada, de caña, etc.), almíbar, melazas, mieles, y todas las tartas, bizcochos dulces, etc., que contengan azúcar. La miel, la mermelada, el jarabe de arce, la malta, el helado, las bebidas sin alcohol, los jugos de frutas, y las calabazas y las frutas deshidratadas. La mayor parte de los panes, el chocolate, y una gran cantidad de otros alimentos preparados. Hay que analizar las etiquetas. Las medicinas, que contienen azúcar en la forma de jarabes.

CICATRICES QUIRÚRGICAS Y OTRAS

Será mucho menos probable que las pequeñas heridas dejen cicatrices si se vendan con un manojo de tomillo común fresco. Asimismo, unas gotas de angostura aplicadas regularmente a la herida la reducirán considerablemente. Esta antigua receta de hierbas, plantas y raíces fue formulada por el doctor Samst, quien sostenía que sólo se necesitaban 40 aplicaciones para hacer desaparecer una cicatriz.

Las heridas quirúrgicas curan con mayor rapidez si se les aplica cada día ungüento de caléndula. La terapia craneosacral (véase página 36) también puede ser muy efectiva en la actualidad. Ofrece una técnica específica para trabajar con los haces musculares (el tejido conectivo que envuelve todos los músculos y órganos del cuerpo como una especie de film transparente natural), que resultan necesariamente cortados o lesionados durante una operación. Recomponerlos y aliviar cualquier tensión asociada mediante un tratamiento craneal acelerará la curación.

CISTITIS

Una buena higiene es de gran importancia para la prevención de esta irritación tan molesta y también para asegurar que no se convierta en una dolencia recurrente. Si un acceso de cistitis dura más de tres días, si hay sangre en la orina o si se trata de una dolencia recurrente, entonces sería bueno que consultase a un naturópata o médico general naturista. Los casos repetidos tienen un efecto sumamente agotador sobre los niveles de energía y el sistema inmunológico, por lo que es importante tratar todo el cuerpo, no sólo la zona afectada.

Debe asegurarse de limpiarse siempre de delante hacia atrás cada vez que vaya al lavabo y de lavarse las manos después. Utilice papel higiénico suave blanco más que de colores, y evite usar en la zona genital productos de tocador y jabones perfumados. Use ropa interior en un cien por cien de algodón y, si es posible, pase algún tiempo del día sin llevarla. Los pantis ajustados y las mallas de nailon se desaconsejan por completo; en cambio, use medias.

Suele llamarse a la cistitis la dolencia de la luna de miel y aunque esto más bien la origina, determina con precisión una de las causas principales. La actividad sexual excepcional, o más bien excesiva después de un tiempo de abstinencia, puede irritar toda la vulva lo suficiente como para provocar problemas. El mejor consejo es orinar tan pronto como sea posible después de hacer el amor y a continuación beber un vaso de agua.

Los métodos anticonceptivos también pueden tener un efecto, con el agravante ocasional de las cremas espermicidas. El diafragma, con su presión sobre la vejiga, puede ser una muy mala idea si la cistitis ha sido un problema en el pasado. La infección puede transmitirse por medio del sexo oral, y lo que quizá sea una irritación menor en la garganta puede bastar para inclinar en su contra el delicado equilibrio de la vulva (y, por supuesto, viceversa). Las medidas para un sexo más seguro contribuyen en gran medida a la prevención de este tipo de infección cruzada.

Tan pronto como aparezca el más mínimo signo de irritación, beba tanta agua caliente como pueda. Con frecuencia, esto servirá para eliminar cualquier infección del organismo. Será mucho más fácil si se sienta en un baño caliente al que se ha añadido un puñado de sal marina. Si la micción llega a resultar dolorosa, hágalo en el agua del baño y no le dolerá tanto. Lo más importante que debe hacer a continuación es mantener calientes los riñones. Póngase una botella de agua caliente sobre los riñones o acerque su silla hasta un radiador; también ayudará beber lentamente una taza de té caliente de milenrama.

Si se siente fuerte y bien, tome 1 g de vitamina C hasta alcanzar la dosis de saturación (véase página 29). Si se siente débil y algo temblorosa, limite su ingestión de alimentos a un caldo de potasio (véase página 49) y a tés calientes de hierbas durante al menos un día. Cuando coma normalmente, tome un complemento multivitaminado y mineral de amplio espectro, sin levaduras, acompañando al menos una comida al día.

Si puede encontrar arándanos frescos para hacer jugo, o jugo de arándano puro sin azúcar, su ingestión constituirá un excelente tonificador de todo el aparato genitourinario y actuará como un potente purificador. Beba la cantidad que le apetezca de este jugo, intercalado con agua.

En todos los casos, sorba lentamente una taza de té caliente de ortiga seca cada día y coma algo de barba de maíz. La barba del maíz la forman las hebras delgadas, de apariencia sedosa, que cubren la cabeza de la mazorca. Esto suele tirarse, aunque es un buen purificador de los riñones y de la vejiga. Es bastante insípida y si come una pequeña cantidad cruda cada vez que ingiere maíz fresco, ello ayudará a tonificar su aparato urinario.

Ejercicio para favorecer el flujo de energía hacia los riñones

Hay un excelente ejercicio de dinámica Chi que estimulará y favorecerá el flujo de energía a los riñones. Puede hacerse varias veces al día, sea o no la cistitis un problema serio. Póngase de pie con las rodillas flojas o ligeramente flexionadas. Inclínese ligeramente hacia adelante y extienda ambos brazos delante del cuerpo con las manos juntas casi a la altura de la cintura (véase diagrama de la página 122). Separe las manos y lleve cada brazo hacia atrás hasta tocar los riñones, describiendo en el aire un amplio movimiento de barrido. Esto más bien se parece a un movimiento de brazada de pecho en natación, pero ejecutado a la altura de la cintura. Lo que está haciendo es reunir a su alrededor la energía procedente de la tierra y del aire, llevándola luego hacia los riñones. Mantenga las

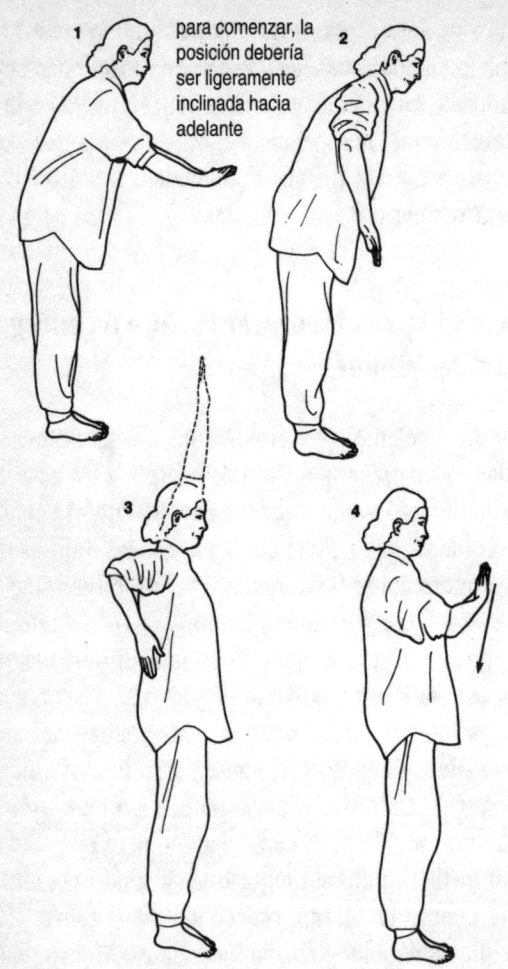

para comenzar, la posición debería ser ligeramente inclinada hacia adelante

122

manos en esta posición un momento, luego llévelas hacia los lados debajo de las axilas y manotee el aire con ellas. Haga todo esto con una inhalación profunda.

Mantenga esta postura durante un momento, luego una las manos en el aire encima de la cabeza y bájelas lentamente hacia la línea media del cuerpo mientras espira. Manteniendo las manos ligeramente separadas del cuerpo, déjelas descansar encima del ombligo. Haga una pausa durante un momento y luego repita tres veces.

Ésta es una «capa» del ejercicio. Luego puede repetir toda la secuencia, flexionando más las rodillas y extendiendo realmente las manos hacia abajo para atraer la energía de la tierra con cada movimiento circular de los brazos. Repita con una tercera «capa», llevando los brazos lo más abajo posible al flexionar las rodillas. Termine el ejercicio con unas pocas respiraciones Chi (véase página 103).

CONJUNTIVITIS

Ésta es una infección que provoca molestias en los ojos y hace que segreguen una sustancia amarillenta. La formación de esa secreción de la noche a la mañana hace que los párpados amanezcan pegados. El resto del día los ojos tendrán tendencia a aparecer enrojecidos e inflamados. Pueden darse síntomas similares como resultado de una alergia o de la presencia de un cuerpo extraño en el ojo.

Puesto que este estado afecta muchísimo a la capacidad de los ojos para ver con claridad, siempre me inclino a preguntar si hay algo en la vida de la persona que no quiere mirar: desde la pila de papeles de trabajo atrasado acumulados sobre el escritorio, hasta un incidente más relacionado con las emociones. A veces, el único modo de que nos detengamos y nos animemos a mirar algo (o que recordemos que hay algo que no estamos viendo) es que el cuerpo lo haga por nosotros.

Los baños oculares regulares con una solución preparada con eufrasia herbal son muy útiles. Añada 25 g de eufrasia deshidratada a 600 ml. de agua y lleve a hervor. Hierva a fuego lento durante diez minutos y deje enfriar, luego cuele el líquido y consérvelo en la nevera (puede aguantar hasta ocho días). El baño de eufrasia puede aplicarse al ojo cerrado utilizando un disco de algodón, o mediante inmersión en un pequeño recipiente.

Es importante no frotarse los ojos, aun cuando se sientan irritados y escuezan. Es mejor aplicar algo refrescante como rodajas de pepino, zanahoria rallada o incluso una bolsita fría y usada de té, y acostarse durante diez minutos. Un buen remedio es beber una taza de té de manzanilla y luego colocarse las bolsitas de té enfriadas sobre los ojos. En forma alternativa, un trozo de algodón empapado en agua de rosas es suave y refrescante.

Un tratamiento excelente y refrescante para los ojos es sentarse en una mesa o escritorio con los codos apoyados y dejar que la cabeza caiga hacia adelante y se apoye en las manos. Cúbrase las ojos completamente con las palmas de las manos, con los dedos unidos en el medio de la frente junto al nacimiento del cabello. Los pómulos deberían parecer descansar en el pulpejo de cada mano. Asegúrese de quedar completamente a oscuras, y luego relájese y disfrute la oscuridad y el calor de sus manos. Imagine que está en un lugar bello y apreciado, como su jardín, a orillas del mar o contemplando un hermoso paisaje por la ventanilla de un tren. Un lugar en plena naturaleza suele resultar lo más calmante, aunque puede ser algo que le haga sentirse en paz. Relájese mientras disfruta volviendo a «ver» ese lugar. Cuando lo haya contemplado durante un rato –no se dé prisa– haga unas respiraciones profundas, casi como si supiese que es hora de marcharse y usted está tratando de absorber lo máximo que puede de la escena antes de irse. Luego, enderece lentamente el cuello y baje los brazos. Cuando abra los ojos, parpadee lentamente cinco veces, luego haga cinco parpadeos rápidos y mire algo a una distancia media.

Éste es un ejercicio ocular maravillosamente refrescante y revitalizador, que puede hacerse casi en cualquier lugar. No hay que darse prisa, y si se toma de cinco a quince minutos para hacerlo una vez al día, sus ojos se lo agradecerán.

Si se añade algún complemento a la dieta durante un acceso de conjuntivitis, se brindará un buen refuerzo al sistema inmunológico. Tome tintura de equinacea (si la tolera), 30 mg de betacaroteno, 100 mg de complejo B y hasta 3 g de vitamina C con bioflavonoides, pues todo ello ayudará al cuerpo a desechar esta dolencia molesta.

CORTES Y RASGUÑOS

Cortes pequeños y finos, como los que nos hacemos con el filo del papel, llegan a ser completamente indoloros si se los cubre de inmediato con vaselina. Si tiene algo de hierba de pie de león, puede picarla y colocarla directamente sobre la herida debido a sus propiedades desinfectantes y cicatrizantes. Las hojas de plátano frescas también son buenas y pueden utilizarse del mismo modo, recién recogidas y colocadas sobre la herida.

Los rasguños deberían lavarse y enjuagarse con agua fría para limpiarlos y estimular el suministro de sangre nueva a la zona. Añadir hasta 1 g de vitamina C soluble al agua ayudará a aliviar la molestia y a acelerar la curación. Una compresa de miel es sin duda la mejor cura y puede aplicarse directamente, sobre un trozo de gasa o tela fina de algodón. Resulta bastante sorprendente el modo en que la piel parece absorber la miel, y la aplicación tendrá que sustituirse hasta seis veces durante el primer día, y con una frecuencia menor más adelante, a medida que el rasguño se cura y la sustancia va dejando de penetrar en la epidermis.

El remedio homeopático llamado árnica es un modo muy efectivo para tratar cualquier magulladura que pueda producirse y su acción para mejorar la circulación ayudará a asegurar una curación rápida.

Véase también **Heridas infectadas, etc.** y **Magulladuras**.

DEPRESIÓN

La depresión clínica requiere siempre un diagnóstico individual y un tratamiento individual. Sin embargo, existen algunos tratamientos naturales maravillosos que pueden ayudar con los síntomas de la enfermedad mal diagnosticada y con la «tristeza». De acuerdo con mi experiencia, la gente que sufre de depresión responde a una variedad de tratamientos, incluyendo las sesiones regulares de reflexología, sanación, aromaterapia, masaje, chamanismo y shiatsu. Todo esto contribuye a demostrar que cada individuo responderá de modos diferentes y vale la pena explorar una variedad de terapias de apoyo hasta encontrar la más efectiva en su caso.

La aromaterapia puede ayudar a levantar el ánimo, y el uso regular de aceites esenciales en el baño, así como para aromatizar el ambiente y darse masajes, puede tener un efecto profundo sobre las emociones. El jazmín es el aceite preferido para la depresión, y sus efectos vivificantes y relajantes pueden sentirse de inmediato. Éste es uno de los aceites esenciales más caros, aunque una o dos gotas cundirán mucho. El efecto puede realzarse cultivando la hermosa y fragante planta junto a una ventana, o incluso en una maceta en el interior. Otros aceites también pueden ayudar: los de sándalo e ylang-ylang tienen un efecto ligeramente sedante, además de ser antidepresivos. El sándalo ayudará a encontrar el valor que hace falta mediante su efecto sobre la zona renal, y el ylang-ylang puede ayudar con la autoestima y la seguridad en sí mismo. El geranio y la rosa contribuirán a levantar el estado de ánimo sin ningún efecto sedante y pueden resultar útiles si el cansancio es un problema y existe una sensación de abatimiento.

Los remedios de las flores de Bach (si se toleran), también pueden ayudar. Tomar unas pocas gotas al levantarse, antes de irse a la cama y al menos dos veces durante el día es una pauta útil a seguir, y proporciona un estímulo terapéutico efectivo. Hay remedios para la soledad, la falta de interés y la incertidumbre, además de una variedad dirigida específicamente al desaliento y a la desesperanza. Entre éstos, en mi opinión el roble es un gran dador de fuerza y estabilidad. El pino es más adecuado para los conciliadores, que hacen recaer una gran responsabilidad sobre sus espaldas y a menudo cargan con las culpas de los demás, mientras que el manzano silvestre, que es el remedio de la purificación, puede ayudar con la eliminación de pensamientos y energías negativas. Uno de los modos más fáciles de tomar una mezcla de remedios es añadir unas pocas gotas de cada uno de ellos a una botella pequeña de agua mineral sin gas. El líquido puede conservarse en la nevera y es fácil de llevar cuando se sale fuera. Es mucho más fácil que preparar la mezcla cada vez que se toma una dosis. Algunas personas pueden preferir utilizar los remedios de las flores de Bach externamente, debido a su contenido alcohólico.

La nutrición puede jugar un papel importante para mantener en un equilibrio óptimo los niveles endocrinos y de azúcar en la sangre. En particular, la complementación con vitaminas B y cinc puede revelar buenos resultados. Es importante descartar la intolerancia o alergia a la comida como una causa o agravante de la depresión. Uno de los mejores modos de hacer esto es llevar un diario de la dieta (véase página 55) durante seis semanas y comprobar si existe alguna relación entre la comida y el estado de ánimo. También es importante no depender de estimulantes como la cafeína. Aunque parezca que dan un estímulo a corto plazo al estado de ánimo y a los niveles de energía, a largo plazo pueden ocultar síntomas e incluso interferir con la salud.

No deben olvidarse los efectos positivos de la luz del sol: algunas depresiones están relacionadas con la falta de sol. Aparte de los efectos biológicos de la luz del sol, el simple hecho de estar al aire libre y en contacto con el mundo natural resulta vivificante. El hábito regular de salir a dar un paseo, preferiblemente en un ambiente natural, o incluso limitarse a permanecer sentado en un banco del parque durante las horas de luz solar, tendrá un efecto placentero. También podría gustarle la posibilidad de disfrutar la luz de la luna. Pasearse, o permanecer sentado, a la luz de la luna puede desatar sentimientos poderosos.

Pueden obtenerse avances espectaculares en el tratamiento de la depresión a partir de desarrollar la conciencia de sus propias actividades y necesidades conductuales individuales. Para este fin, muchas formas de psicoterapia dinámica o espiritualidad activa pueden transformar la negatividad de lo que quizá se perciba como una existencia rutinaria. Lo que muchos psicólogos llaman motivación y objetivos también puede denominarse esperanza, y en la depresión todo lo que pueda ofrecer esperanza y aliente a la persona a interesarse por el resultado de las cosas tendrá un efecto positivo. En una ocasión alguien dijo que deben trazarse planes en los días buenos y luego todo lo que hace falta es seguirlos en los malos. Vale la pena hallar un médico de cabecera comprensivo con quien hacer planes y luego seguirlos.

Esto alude a cualquier inflamación o irritación de la piel, y suele utilizarse para describir un problema cutáneo cuya causa se desconoce. La sensibilidad a sustancias que entran en contacto con la piel es a menudo una causa inmediata, aunque también inciden la salud en general y los niveles de estrés.

Cada día entramos en contacto con una cantidad increíble de sustancias, tanto naturales como sintéticas. Yo tengo una leve alergia de contacto a los guantes de goma nuevos: cada vez que me pongo un par de guantes de goma nuevo, desarrollo un sarpullido indoloro en las manos, que desaparece después del primer día. Los vendedores, los gerentes y hasta algunos fabricantes me han dicho que no hay nada en la goma que pueda provocar un efecto semejante, y transcurrieron muchos meses hasta que finalmente di con alguien que admitió que podría deberse a la intolerancia a una de las sustancias químicas. Una se añade a la goma durante el procesamiento y la otra, y más probablemente la culpable, es el polvo que se pone dentro de cada par nuevo. La moraleja aquí es que, aunque los factores psicológicos siempre jugarán un papel en nuestra respuesta personal a las cosas, nuestra fisiología individual también incide de manera diferente.

(Y hay algo que debe decirse acerca de la persistencia: si reacciona a algo y le dicen que no hay nada que pueda ser la causa, ¡no ceje hasta descubrir la verdad!)

Una serie de sustancias naturales también pueden provocar reacciones de la piel en algunas personas: el zumaque venenoso y la urticaria son dos ejemplos obvios. Una reacción alérgica común a la ingestión de mariscos es un sarpullido leve, pero extendido. (Empero, aquí debe decirse que los mariscos son animales carroñeros que tienden a comer cosas en el fondo del océano. Es allí donde se depositan los contaminantes, los residuos nucleares, las sustancias químicas y las aguas cloacales, por lo que quizá podría tratarse de otro tipo de alergia.)

Los jabones, los detergentes, las ropas nuevas, los quitamanchas químicos, los períodos pasados en el jardín y la dieta figuran entre las cosas que vale la pena analizar. Hay que recordar también que la dermatitis podría ser una respuesta a cambios estacionales, como el primer polen de la temporada u otras sustancias irritantes transportadas por el aire, por lo que hay que pensar en la semana anterior a la aparición de la irritación y revivirla con todo detalle, si es necesario, para ver si es posible encontrar alguna causa.

Sea cual sea el origen, a menudo las molestias y la piel enrojecida o seca responderán a un tratamiento de baños de harina de avena (véase **Eczema**), té de ortiga y crema de caléndula. Beber hasta tres tazas de té de ortiga por día ayudará a limpiar de dentro hacia afuera, y si se trata cualquier punto particularmente dolorido con una capa fina de crema de caléndula debería eliminarse el problema en un plazo de dos días. Si las dificultades persisten, tendría que buscarse la ayuda de un naturópata o de un médico general naturista.

DESMAYOS

No existe ninguna razón natural por la cual las personas deban desmayarse, por lo que si esto sucede con frecuencia o sin motivo aparente, se aconseja una revisión médica completa. Alguien que se ha desmayado como respuesta a un *shock* físico o emocional repentino, recobrará pronto el conocimiento si es colocado en una posición que estimule el flujo de sangre a la cabeza. Como la gente suele desplomarse cuando se desmaya, esto resulta bastante fácil de hacer. Si siente que está a punto de desmayarse, sentarse con la cabeza entre las piernas durante cinco minutos puede bastar para impedirlo. También surte un buen efecto tenderse de espaldas con los ojos cubiertos para impedir que la luz penetre a través de los párpados cerrados.

El aceite esencial de limoncillo tiene un aroma que conecta maravillosamente con la tierra. Puede colocarlo debajo de la nariz de alguien que está recuperándose de un desmayo y también añadirlo a un quemador de aceite después del episodio, para permitir que el aroma siga haciendo su efecto durante un rato.

Una taza de té de menta caliente endulzado con un poco de miel ayudará a que la persona recupere la estabilidad. Y, por supuesto, el Remedio de Rescate del doctor Bach (si se tolera) puede tomarse cada media hora y frotarse sobre los puntos del pulso en las muñecas y en las sienes.

Otro modo efectivo de asentar el organismo y acelerar la recuperación es tomar una cucharada sopera de angostura (si se tolera) disuelta en un vaso de agua. Se dice que si se aplican unas gotas de angostura directamente a los labios de una persona que ha sufrido un desmayo, ésta volverá en sí de inmediato. Nunca lo he probado, pero puedo dar fe de los maravillosos efectos de esta mezcla en todo tipo de situaciones.

El consuelo, las palabras tranquilizadoras y el contacto afectuoso de otra persona ayudará a recomponerse a alguien que haya perdido el conocimiento, y hasta utilizar un tono de voz suave tendrá un efecto positivo.

Si está recobrándose de un desmayo, tómese las cosas con calma y mucha cautela durante el resto del día, haciendo una siesta o al menos acostándose temprano por la noche. Asegúrese de estar bien abrigado y de beber abundantes bebidas calientes.

RESPIRACIÓN DE LA PIEDRA

Sostener una piedra en el centro de energía debajo del ombligo mientras hace respiraciones lentas y profundas le ayudará a recobrarse al cabo de pocos minutos luego de sufrir un desmayo. No es necesario que sea una piedra especial; busque alguna en su entorno y deje que la relación de la piedra con la tierra le recuerde su necesidad de sentirse más en contacto con ese elemento. Coja la piedra con su mano izquierda y colóquela sobre su abdomen, debajo del ombligo. Cúbrala con su mano derecha y trate de sentir la fuerza y la solidez de la piedra compartiendo con usted, mientras hace respiraciones lentas, prolongadas y sostenidas. Mantenga la piedra en ese lugar hasta sentir que se ha estabilizado y luego devuélvala al lugar en que la encontró.

La mejor cura para la diarrea es comer pan ácimo seco. Si es posible, coma dos panecillos con una taza de agua caliente, aunque quizá considere que basta con una de esas grandes galletas de cereales, y repita al cabo de tres horas. Una vez que el intestino se ha vaciado por completo, una taza de té de regaliz o de Vata Blend –una mezcla de hierbas especial que se encuentra en las tiendas ayurvédicas– tomada cada dos horas servirá para recomponer el organismo. No coma nada más durante ese día –dé a su cuerpo tiempo de adaptarse después del impacto del malestar– Pero asegúrese de beber mucha agua caliente. Si encuentra que sus niveles de energía son muy bajos, añadir una cucharadita de té de miel pura debería surtir efecto.

En los días siguientes, trátese bien, en especial a sus intestinos. La ingestión regular de tazas de Vata Blend o de té de regaliz, y de comidas para niños, suaves y calientes, como sopas y verduras y hortalizas en puré o trituradas, ayudará a mantener los niveles de energía y a calmar los nervios. Algunas semillas de hinojo ingeridas después de cada comida ayudarán con la digestión. Si se toleran, una vez que ha cesado la diarrea pueden tomarse unas pocas gotas del Remedio de Rescate del doctor Bach, hasta cinco veces. Si se prefiere, las gotas pueden frotarse en los puntos del pulso en las muñecas y en el cuello.

La diarrea suele ser un signo de que el cuerpo necesitaba expeler de inmediato algo que no quería. Es una acción de emergencia, y no algo que debería suceder con regularidad. Si es así, haría bien en consultar a un naturópata o a un médico general naturista.

DOLOR DE CABEZA

Pueden existir tantas causas para los dolores de cabeza, que es una fuente de gran asombro para mí que la naturaleza tenga remedios para todos ellos. El dolor de cabeza causado por el exceso de cansancio debido a la falta de sueño responderá pronto a una taza de té de escaramujo (rosa silvestre) endulzado con una cucharada sopera de miel. El dolor de cabeza provocado por tensión nerviosa o por pasar demasiado tiempo en un ambiente mal ventilado se pasará si se bebe una taza de té de milenrama muy caliente, tan lentamente como sea posible.

Unas pocas gotas de aceite esencial de lavanda añadidas a una cucharada de aceite de sésamo puro sin tostar y masajeadas suavemente en la frente y en las sienes ayudará a aliviar la molestia de la congestión de los senos y esa sensación de «cabeza pesada». La simple aplicación de unas hojas de menta sobre la frente también tendrá un efecto estimulante y purificador. Ponerse sobre la frente un pañuelo empapado en cualquier tipo de vinagre frío ayudará a despejar la congestión y a aliviar el dolor de los senos.

A menudo no nos damos cuenta del poco aire fresco que tenemos para respirar, y dar un paseo por un bosque o por el parque, o incluso a lo largo de una avenida bordeada de árboles, puede eliminar con rapidez un ligero dolor de cabeza. Si no es posible salir al aire libre o la calidad del aire es deficiente, un buen ejercicio es ponerse de pie y hacer con los brazos movimientos circulares amplios y rápidos. Levante ambos brazos a lo largo del centro del cuerpo y luego bájelos hasta que cuelguen a los lados, manteniendo el movimiento circular durante unos minutos. Esto abre el pecho y es realmente vigorizante.

El dolor de cabeza causado por un trastorno intestinal o un malestar estomacal suele desaparecer si se toma cada día una cucharadita de angostura (si se tolera) disuelta en media taza de agua caliente antes y después de las comidas. El dolor de cabeza que procede de una digestión lenta puede eliminarse bebiendo un vaso grande de jugo de piña y uva, el mejor de los jugos refrescantes.

Una de las causas más comunes del dolor de cabeza es la congestión intestinal y cualquiera de los remedios indicados para el **Estreñimiento** debería surtir efecto. Empero, si se trata de un problema regular, vale la pena emprender alguna purificación y desintoxicación regular del organismo. Siga la dieta de purificación de tres días indicada en la página 50 y piense en consultar a un naturópata o médico general naturista.

Por último, masticar una pequeña cantidad de raíz de filipéndula, una planta que abunda, dará gran alivio a la mayor parte de los dolores de cabeza.

DOLOR DE ESPALDA

El dolor de espalda es la razón más común para asistir a la consulta de un profesional de medicina alternativa y es la causa identificable más difundida de baja laboral. Creo que una de las razones principales de esto es que el enfoque alopático de los problemas de espalda es calmar el dolor y recomendar mucho reposo. Eso se parece bastante a responder a un pinchazo sacando el coche de la carretera durante unos días, y luego volverse a subir al vehículo y ponerlo en marcha. Si no hace nada para reparar el neumático –o para enderezar su columna vertebral– no tardará mucho en volver al garaje.

Si su dolor de espalda es agudo, le sobrevino de repente o es el resultado de levantar o mover algo pesado, debe visitar a un naturópata, un osteópata o un quiropráctico. Todos ellos se especializan en el cuidado de la espalda, aunque emplean enfoques diferentes. Si su dolor de espalda dura más de tres días, o se repite, también necesita consejo profesional. E incluso si desaparece al cabo de ese tiempo, ya sea después de seguir las medidas que se indican a continuación o por su cuenta, sigue valiendo la pena consultar a uno de esos especialistas.

En cuanto advierta el dolor de espalda, deje de hacer lo que está haciendo y, si es posible, póngase en la posición de primeros auxilios. Esto quiere decir tenderse de espaldas con las rodillas levantadas, de modo que los muslos apunten hacia arriba en el aire y su cuerpo forme una especie de Z. Colocar una pila de cojines contra las nalgas es el mejor modo de lograr esto, o poner las piernas sobre una silla. Las espinillas deberían estar en el mismo plano que la espalda, pero unos 25-40 cm más elevadas.

Una dosis aguda de árnica homeopática es el mejor remedio para tomar de inmediato, junto con la sal

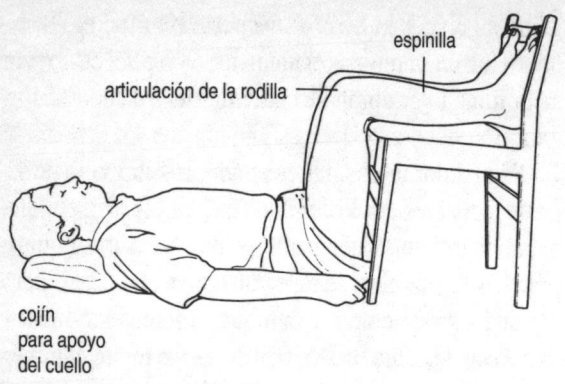

espinilla

articulación de la rodilla

cojín
para apoyo
del cuello

de tisú Rhus. Tox. en una dosis crónica. Esto puede continuarse durante tres días. Si se tolera, también puede
tomarse el Remedio de Rescate del doctor Bach, aunque contiene alcohol, por lo que no debe ingerirse en
los 20 minutos que anteceden o siguen a la toma de un
remedio homeopático.

COMPRESA DE HIELO

Si el dolor es localizado –por ejemplo, si puede poner
el dedo sobre él– una compresa de hielo es el mejor
tratamiento inmediato. Un paquete de guisantes congelados funciona bien, pero cualquier cosa procedente

142

del congelador lo hará. Si utiliza cubitos de hielo, colóquelos en una bolsa de plástico y envuélvala en un trozo de tela de algodón, como un paño de cocina limpio. Coloque la compresa sobre la zona y déjela allí de tres a cinco minutos. Durante las primeras seis horas, cambie el hielo cada 30 minutos. El efecto calmante comienza muy rápidamente y quizá al cabo de unas pocas aplicaciones sienta que ya no necesita el hielo, si bien es mejor continuar el tratamiento hasta completar las seis horas. (Si utiliza guisantes o cualquier otro producto congelado, haga una marca al paquete, pues es importante asegurarse de que no va a comerlos después de haberlos congelado y descongelado parcialmente varias veces.)

ACEITE DE ENEBRO

Un remedio mediterráneo tradicional para el dolor de espalda es tomar cada seis horas 16 gotas de aceite de enebro en medio vaso de vino de gin. Éste no es un aceite esencial, sino una infusión herbal que puede comprarse preparada o hacerse en casa. Para hacer aceite de enebro, tome un vaso de aceite de oliva o de sésamo puro sin tostar u otro aceite de semilla, y añada 50 bayas de enebro secas o 20 frescas. Cubra y guarde en un lugar fresco y oscuro durante tres a cuatro semanas antes de usar. Como con todos los remedios de preparación casera que se espera beneficien a la persona, éste se prepara mejor en la época en que la luna está creciendo para llegar a ser luna llena. El enebro ayuda a los riñones y el gin lo hace más sabroso, aunque el té de enebro de preparación casera puede hacerse fácilmente triturando unas pocas bayas, cubriéndolas con agua hirviendo y añadiendo miel para dar sabor, si se prefiere.

Si una lesión lleva varios días molestando, es probable que el calor responda mejor. Prepare una compresa con un trozo de tela de algodón húmeda y caliente (un paño de cocina limpio empapado debajo del grifo caliente es ideal), colóquela en la zona y aplique sobre ella unas gotas de aceite Olbas. Cubra con una toalla y deje en el lugar durante cinco a diez minutos, reemplazando cada hora durante al menos tres horas.

El dolor de espalda, en particular en la región lumbar, siempre responde bien al calor húmedo y al vapor, por lo que una tela caliente y húmeda es preferible a una botella de agua caliente.

Si el movimiento es fácil y se siente seguro acerca de su capacidad para alzarse y agacharse, un baño de sales de magnesio (véase página 44) es una medida excelente, probablemente para reducir gran parte del dolor y también la molestia que lo precede y la rigidez muscular que lo acompaña. No obstante, si tiene un problema cardíaco, presión sanguínea alta, eczema o está menstruando, debería evitar el baño de sales de magnesio.

El aceite de hierba de San Juan es excelente si se masajea suavemente en la zona afectada, pero debe tenerse especial cuidado si la espalda está inflamada, o la piel se ve muy enrojecida o agrietada.

Cuando se sufre dolor de espalda, es importante asegurarse de no hacer ningún movimiento repentino o brusco, y de que la espalda esté bien apoyada en todo momento. Levantarse y agacharse, entrar y salir de la cama, y girarse suelen ser los movimientos más difíciles, por lo que hay que dedicarles mucho tiempo y usar cualquier apoyo que esté disponible. Es mucho mejor pasar cinco minutos desordenando almohadas, volviéndose de lado y poniéndose derecho en forma gradual, que arriesgarse a dañar más la espalda con movimientos rápidos.

Todo problema de dolor de espalda puede aprovecharse para revisar los ejercicios y los hábitos posturales. El profesional médico estará en condiciones de aconsejarle sobre esto y puede recomendarle que consulte a un maestro de Alexander, alguien que se especialice en movimiento. Quizá le aconseje realizar ejercicios específicos. Éstos pueden incluir estiramientos y rutinas diseñadas para fortalecer pequeños músculos posturales de la columna.

Si en este momento no tiene ningún dolor de espalda y no está siendo tratado de ninguna lesión reciente, el siguiente es un buen ejercicio de estiramiento y fortalecimiento general para toda la espalda. Puede hacerse cada día y ayudará a mantenerle flexible. Esto no basta para asegurar que no tendrá problemas de espalda, pero si lo practica con regularidad, le ayudará. A mí me resulta mejor hacer este ejercicio al comienzo del día, al salir de la cama, si es posible, o poco después.

Ejercicio de estiramiento y fortalecimiento de la espalda

Siéntese erguido con ambos pies planos sobre el suelo. Moviéndose muy lentamente, comience a bajar la barbilla hacia el pecho, y al mismo tiempo alce los brazos de modo que pueda entrelazar los dedos detrás de la coronilla, dejando que el peso de los brazos estimule el estiramiento en el cuello. Deje que los brazos se relajen de modo que su peso lleve la barbilla hacia el pecho, y deje que sus codos se adelanten hasta encontrarse. Mantenga esta posición durante unas pocas respiraciones serenas; debería ser capaz de sentir que se estiran zonas de su espalda y de su cuello, y se relajan lentamente.

Invierta lentamente el proceso, alzando los brazos desde la cabeza y llevándolos hacia atrás, de modo que usted quede mirando directamente hacia adelante. Muy, muy lentamente deje que su cabeza se desplace ligeramente hacia atrás, manteniendo la columna vertebral recta. No deje que su cabeza caiga hacia atrás; en cambio, llévela lentamente hacia la parte posterior hasta que pueda sentir que los músculos en la parte frontal del cuello comienzan a tensarse. En este punto, proyecte la barbilla hacia afuera y sienta el estiramiento descendiendo por la parte frontal de su cuello y en la parte posterior del pecho. Mantenga esto durante unas pocas respiraciones y luego mueva lentamente la cabeza, de modo que vuelva a quedar mirando hacia adelante.

El estiramiento completo puede tardar hasta cinco minutos y puede repetirse, si es necesario. No obstante, si lo hace lenta y suavemente, sentirá sus efectos y no tendrá que repetirlo a menos que haya alguna causa específica durante el día.

DOLOR DE MUELAS

Casi todas las formas de dolor de muelas responderán a una compresa de propóleo fresco. Este regalo maravilloso que procede de las abejas, forma un emplaste temporario mejor que cualquier material fabricado. El propóleo tiene notables propiedades antibacterianas y también sabe mucho mejor. Se conservará mucho tiempo en la nevera y también puede congelarse, por lo que vale la pena favorecer al apicultor local y comprar una pequeña cantidad. Tiene muchos más usos y puede tomarse regularmente un trozo del tamaño de la cabeza de una cerilla para reforzar al sistema inmunológico.

Si no puede encontrarse propóleo, aplique a la zona un poco de aceite de clavo de olor (disponible en las farmacias) con el dedo o con la punta de un trozo de algodón. Si el diente lo permite, mastique un poco de clavo de olor y con ello duplicará el efecto calmante.

El Remedio de Rescate del doctor Bach aplicado al diente y vertido sobre la piel de la parte externa de la boca a intervalos regulares ayudará, por agudo que sea el dolor.

Utilizar las articulaciones de los dedos debajo de los nudillos para aplicar presión a la raíz de los dientes puede tener un maravilloso efecto calmante. La presión debe aplicarse durante unos minutos, o hasta que cese el dolor punzante. Es muy fácil de hacer; si palpa la zona alrededor de la boca, descubrirá que los dientes parecen recorrer un largo trayecto hasta llegar al hueso. Si el dolor es en los dientes superiores, puede necesitar presionar sobre los pómulos para encontrar la raíz, mientras que para los dientes inferiores debe presionar profundamente en el mentón. Sobre la piel, alrededor de la zona sobre la que ha trabajado, puede masajearse con una gota de aceite esencial de sándalo, diluido en una cucharadita o más de un aceite ligero como el de soja, almendra o sésamo puro sin tostar; esto brindará más alivio y también ayudará a curar cualquier reacción cutánea.

En la actualidad se tiende a sustituir los emplastes de amalgama dental por plástico blanco. Ambos materiales pueden ser potencialmente peligrosos y debe tenerse el mayor cuidado cuando se quiten los emplastes de amalgama de oro. Vale la pena hablar de los procedimientos con el dentista semanas antes si se propone que le hagan este trabajo. Tome el remedio homeopático amalgama 30 durante la semana previa al trabajo dental, y el remedio homeopático árnica el día del mismo y tres días después. También le recomiendo que tome inmediatamente antes y después de la cita con el dentista algo de carbón de leña naturalmente activado. Unas gotas del Remedio de Rescate del doctor Bach pueden ayudar y quizá también resulten útiles para alguien que está nervioso a causa de una visita al dentista.

Para aliviar todo dolor residual después de la extracción o pérdida de un diente o muela, frote suavemente aceite de oliva calentado en la parte externa del rostro sobre el lado de la pieza dentaria. Luego acuéstese sobre algo suave y de lana para mantener el calor.

DOLOR DE OÍDOS

El calor siempre es una gran ayuda para aliviar y curar el dolor de oídos. Acostarse sobre un lado del cuerpo con la cabeza sobre una botella de agua caliente es uno de los mejores modos de acomodarse para dormir y puede resultar muy relajante a cualquier hora del día. Otro método, más antiguo, de mantener el calor en torno a la oreja y la mandíbula consiste en confeccionar una pequeña bolsa de franela (del tamaño de una bolsita grande de té) y llenarla con tres cuartas partes de sal gorda. Coloque la bolsa en un horno a temperatura elevada hasta que se caliente, y luego cúbrala con un fino pañuelo de algodón y póngala sobre la oreja. Manténgala allí hasta que se enfríe y luego repita.

En la actualidad, es fácil encontrar velas de oído Hopi. Estas velas son, de lejos, el mejor tratamiento para una amplia variedad de problemas de oído y también ayudan con los dolores de cabeza, las dolencias de senos y de adenoides, y con los problemas del oído interno. Este tradicional método indio norteamericano extrae del cuerpo la infección y las energías negativas de manera más efectiva que cualquier otro. Las velas de oído Hopi pueden conseguirse en muchas tiendas de alfarería tradicional americana y de productos alimenticios naturales. Se emplean mejor siguiendo las instrucciones que las acompañan.

Para ayudar a disolver cualquier tapón de cera, pueden verterse en el oído externo unas pocas gotas de una infusión cargada y caliente de mejorana fresca

varias veces al día. Para preparar la infusión de mejorana, llene un jarro pequeño o una taza de té de hojas
frescas y cubra con agua hirviendo. Deje reposar hasta que la infusión esté tibia, luego cuele y reserve el líquido. También puede empapar en el líquido un disco
de algodón y utilizarlo como una compresa (véase página 38) para la zona del oído externo y la mandíbula.
Las hojas pueden colocarse en una bolsita de muselina
y añadirse al agua del baño como una ayuda relajante y sedante para combatir el insomnio, algo importante si el dolor de oído es problemático.

Para una irritación localizada de los oídos, puede
verterse sobre el oído externo una pequeña cantidad
de aceite de almendra calentado, una sustancia maravillosamente calmante. Siempre que se vierta algo en
el oído debe tenerse gran cuidado, prestando particular atención a comprobar la temperatura del aceite antes de aplicarlo.

DOLORES

Los dolores intermitentes y los dolores punzantes suelen ser el primer signo de que su cuerpo está «enfer-
mando» de algo (véase **Resfriados**). Los dolores que
se deben a un motivo bueno, como la rigidez muscular

después de hacer ejercicio, suelen ser un signo de que el cuerpo sufre una incapacidad para procesar una acumulación de efectos secundarios del ejercicio. Algún ejercicio de estiramiento suave brindará la ayuda más efectiva. Si el problema no se restringe a un músculo, o si la zona afectada es grande. El mejor curso de acción es un baño de sales de magnesio (véase página 44) y un complemento con magnesio. Si el dolor significa el comienzo de un episodio de enfermedad como la gripe, un baño de sales de magnesio contribuirá al proceso de purificación. El complemento individual es difícil sin la supervisión de un médico naturista, pero pruebe la sal de tisú Mag. Phos., tomándola durante tres días como se indica en la etiqueta.

Las alergias a los alimentos también pueden provocar dolores y punzadas musculares, y si cree que éste puede ser el problema, llevar un diario de la dieta (véase página 55) es uno de los mejores modos para aislar cualquier probable culpable. Vale la pena consultar a su naturópata o médico general naturista en busca de consejo sobre la dieta y la nutrición destinada a adecuarse a sus necesidades.

Las molestias musculares específicas pueden aliviarse cubriendo la zona con una tela húmeda y caliente a la que se ha añadido unas gotas de Aceite Olbas. Deje la compresa en esa zona durante diez minutos y, si le resulta útil, sustitúyala con tanta frecuencia como desee. Esto es sumamente útil para toda clase de lesiones de tejido blando, desde magulladuras hasta exceso de cansancio.

ENTONACIÓN

También podría probar a entonar. Esta técnica eficaz para mover cosas a través y fuera del cuerpo, trabaja maravillosamente con los dolores y punzadas que afectan a todo el cuerpo o a grandes zonas de él.

Busque un lugar tranquilo, en el que pueda estar inmóvil. Puede permanecer acostado, de pie o sentado, en la posición que le resulte más cómoda, siempre y cuando mantenga la espalda recta. Cierre los ojos y suavemente entre en contacto con el dolor. Explórelo y vea si puede cantarlo; simplemente, abra la boca e imagine un sonido que procede del centro de la fuente del dolor. Deje que la nota sea la esencia del dolor y permítale salir por su boca. Cante la nota tanto tiempo como se lo permita su respiración, y luego repita una y otra vez hasta que ya no quiera salir ningún sonido más. La nota puede cambiar mientras usted atraviesa las diversas etapas de curación de la causa del dolor, y su cualidad y timbre pueden variar muchísimo. Yo suelo encontrar que la nota que emito al comienzo se parece más a un gemido y gradualmente se vuelve más suave, a medida que la energía sale de mi cuerpo.

Una vez que ha adquirido la técnica, la entonación es un modo maravillosamente simple de valorar su propia curación. Puede hacerse toda vez que le apetezca, incluso sin una dolencia específica –sólo requiere tomarse el tiempo necesario para permanecer tranquilo y luego «entonar» o cantar el sonido que su cuerpo necesita hacer– o quizá incluso el sonido que su cuerpo necesita *oír*, con el objeto de equilibrarse.

ECZEMA

Esta erupción puede aparecer en cualquier parte del cuerpo. Con mayor frecuencia, va acompañada de escamas y ampollas, y provoca mucho picor. Si uno se rasca, suele comenzar a supurar y entonces la zona puede llegar a infectarse. El picor es uno de los peores aspectos de este problema cutáneo y puede ser la causa de noches sin dormir.

Aunque en general se lo considera como una enfermedad por derecho propio, el eczema rara vez se produce sin otros síntomas y a menudo es el resultado de enfermedades infantiles ocultas. La piel refleja el estado de los pulmones y del hígado, y el eczema suele aparecer cuando el cuerpo tiene dificultades para superar el estrés, y antes o después de problemas respiratorios, como el asma y la fiebre del heno.

Un tratamiento de éxito a largo plazo para quienes sufren de eczema es seguir un programa de desintoxicación y tomar complementos específicos para tonificar el hígado. La remolacha es un excelente tónico para el hígado y debería comerse cruda cada día. El café de diente de león tiene un efecto astringente similar y puede beberse diariamente como un sustituto del café corriente. Eliminar de la dieta todos los productos vacunos y evitar el trigo, la levadura y el azúcar ayudará al funcionamiento perfecto del aparato digestivo y se traducirá en un mejor estado de la piel. También deben evitarse los condimentos fuertes, como el chile, la mostaza y la pimienta negra.

Para acelerar la curación habría que tomar cada día una taza de una infusión de raíz de bardana, mientras que debería aumentarse el tiempo que se pasa al aire libre. Dos tazas de té de ortiga cada día ayudarán a la eliminación general y, además, servirán para suavizar la piel.

Si el eczema afecta sólo a zonas muy pequeñas, la siguiente receta debería ayudar. Puede aplicarse dos veces al día y tiene una enorme capacidad curativa. Mezcle siete gotas de vitamina soluble A y E, y de aceite de hierba del asno, y añada suficiente polvo de vitamina C y de aceite de sésamo puro sin tostar para formar una pasta. Extienda la pasta en una capa fina sobre la zona afectada y deje al aire. Esto es también un excelente alimento para la piel en zonas delicadas, como el rostro, cuando han sido expuestas a excesivo sol o viento.

El aceite de sésamo puro liviano sin tostar puede usarse como aceite de masaje (véase página 20) para cubrir las zonas afectadas, aplicándolo con tanta frecuencia como haga falta, aunque una vez al día suele ser suficiente. Al aceite de sésamo pueden añadírsele unas pocas gotas de aceite esencial de rosa, con el objeto de potenciar su efecto curativo.

Si la molestia es seria, aplique un poco de raíz de rábano picante fresco rallado, que haya sido empapado en un poco de yogur natural y mantenido en la nevera durante una hora. Esto refrescará y calmará de inmediato y sólo tiene efectos benéficos en términos de curación local, por lo que puede repetirse tan a menudo como se desee.

Para un alivio general, por extendido que sea el problema, tome un baño caliente de harina de avena. Dentro de una bolsa de muselina o en un pañuelo fino de algodón, ponga 500 g de copos y de harina de avena mezclados; luego, ate la bolsa o el pañuelo al grifo de agua caliente mientras llena la bañera. La bolsa debe quedar sumergida en el agua una vez que la bañera esté llena. Esto resulta muy suave y calmante para la piel, y tiene notables propiedades curativas. Estos baños pueden tomarse tan a menudo como se desee y es probable que note una mejoría después del primero.

Ejercicio de purificación de la Dinámica Chi

Hay un magnífico ejercicio de Dinámica Chi, que resulta purificador y vigorizante a la vez. Puede hacerse en combinación con los otros ejercicios de Dinámica Chi incluidos en este libro (véase páginas 103 y 121) o solo, y es posible repetirlo con tanta frecuencia como se sienta que hace bien.

ESGUINCES

Un esguince se produce cuando los ligamentos que rodean a una articulación se estiran de manera indebida (habitualmente, de repente) o se desgarran por completo. Por lo general, los músculos ayudan a proteger las articulaciones y a impedir que los ligamentos resulten dañados. Durante un movimiento inesperado, o cuando se estira la articulación más allá de su amplitud normal de movimiento, los músculos pueden ser tomados desprevenidos y los ligamentos terminan absorbiendo la fuerza plena de la tensión.

Sea cual sea el lugar del esguince, el tratamiento es siempre el mismo. Las palabras clave son:

Descanso
Hielo
Compresión
Elevación

La necesidad de descanso resulta bastante obvia. Deje lo que esté haciendo y asegúrese de no poner más peso o tensión sobre la articulación afectada. Los esguinces suelen ser sumamente dolorosos y el dolor desgasta lentamente, por lo que es muy probable que sólo ansíe descansar, pero si quiere correr el riesgo de forzarse y llevar el dolor hasta el final, recuerde que esto puede provocar más daño a la articulación.

El paso siguiente es el hielo. Aplicar una compresa de hielo a la articulación tan pronto como le sea posible puede ayudar a reducir cualquier inflamación (véase **Dolor de espalda**). El cuerpo tiene una respuesta increíblemente rápida ante los accidentes de este tipo y buscará inmovilizar la zona tan pronto como pueda, provocando en ella una hinchazón; usted debe estar allí con el hielo antes de que se produzca la hinchazón. El frío favorecerá un buen suministro de sangre y de nutrientes a la zona, y estimulará al sistema linfático para que elimine las células dañadas y otros desechos. El hielo también reducirá la hemorragia de los vasos sanguíneos rotos y ayudará a minimizar el dolor, algo de considerable importancia. Mantenga la compresa de hielo en el lugar durante 30 minutos, luego quítela y repita cada 10 minutos con una duración de 15 minutos.

A continuación, viene la compresión. Si sabe cómo hacerlo, envuelva con una venda o con un esparadrapo la articulación afectada. Además, envuelva la compresa de hielo muy ajustada en torno a la articulación con otro paño de cocina o una bufanda. Esta medida impide que aumente la inflamación y, de acuerdo con la gravedad del dolor, cabe la posibilidad de elegir la utilización de un vendaje rígido, que puede mantenerse sobre la zona afectada durante 24 horas, o una compresa de hielo, que deberá sustituirse con frecuencia. Asegúrese de envolver sólo la articulación y no la zona que la rodea.

Por último, pero igualmente importante, viene la elevación. Eleve la extremidad afectada y apóyela bien para permitir que la sangre fluya hacia el corazón. Esto reduce la presión del fluido sobre la zona lesionada. En términos ideales, la extremidad debería descansar por encima del nivel del corazón, por lo que es una buena idea acostarse, pero si esto no es posible, entonces bastará con apoyarla, por ejemplo, poniendo la pierna lesionada sobre una silla o un taburete cubierto con un cojín.

Todas estas son medidas fáciles de recordar y de aplicar. Ponerlas en práctica tan pronto como se produzca una lesión es el mejor modo de minimizar el dolor y de maximizar la curación. Una vez que se ha iniciado este proceso en cuatro etapas, debería tomarse el remedio homeopático árnica.

Los bioflavonoides son un alimento para las fibras de colágeno del cuerpo, junto con la vitamina C, que acelera la recuperación de las lesiones. Por ello deberían tomarse dosis de hasta 1 g de vitamina C con bioflavonoides cada hora hasta tres horas después de producirse el esguince. Puede continuarse con una dosis inferior de dos veces al día.

Las vitaminas A y E, y el cinc también pueden tomarse en una fórmula multivitaminada y mineral inmediatamente después de la lesión. Las vitaminas favorecen la curación de la herida. La vitamina E potencia el efecto y ayuda a controlar la inflamación, mientras que el cinc ayuda en ambos procesos.

La cúrcuma es un auxiliar muy útil en los estados inflamatorios. Puede tomarse internamente espolvoreada en las comidas o utilizarse para cocinar, o puede incluirse en una cataplasma (véase página 23) mezclándola con cal apagada (que puede encontrarse en tiendas de alimentos naturales y algunas farmacias). Este remedio antiguo tiene un buen efecto si hay una lesión vieja, pero también funciona rápidamente para reducir la inflamación si el esguince es reciente.

Recuerdo haber sufrido un esguince de tobillo una vez en mi infancia. El dolor punzante se alivió a los pocos minutos cuando mi padre me masajeó cariñosamente alrededor de la articulación con movimientos cálidos y cuidadosos. El masaje fue parte de la cura, pero el contacto afectivo también jugó un gran papel. Toda vez que nos lesionamos, aunque sea levemente, se produce una sensación de *shock*, y tenemos la impresión de que nuestra energía se retira de

166

la zona afectada (véase **Shock**). El contacto físico con un sanador o con alguien que nos acaricie puede permitirnos volver a relajar nuestro cuerpo y comenzar a reparar el daño. El automasaje suave también puede ser muy útil, y puede hacerse tan pronto como uno se sienta en condiciones. Trabaje lentamente y muy profundamente alrededor de la zona afectada, utilizando sólo la presión que no le haga daño; hay un punto en el cual puede sentirse alguna molestia, pero debería parecer un contacto placentero, más bien como rascarse cuando se siente mucho picor. Termine el masaje con algunas movilizaciones pasivas; esto quiere decir llevar a la articulación, lenta y cuidadosamente, a través de toda su gama de movimiento sin utilizar los músculos. Si deja que su mano se relaje por completo y se mueva fláccida y pesada, y luego la mueve con la otra mano, estará practicando movimientos pasivos.

Si la lesión es seria, entonces quizá sea necesario el masaje terapéutico especializado, para lo cual puede acudir a una clínica especializada en lesiones deportivas o a un establecimiento similar, pero en los esguinces menores bastará con un tratamiento casero.

Los movimientos regulares del intestino son un aspecto importante de nuestra rutina cotidiana y un buen indicador de nuestra salud general. Algunas personas los tienen un día sí y otro no, mientras que otras experimentan al menos dos o tres cada día. La media parece ser uno al día, pero lo principal es establecer una rutina regular a fin de saber qué es lo normal en su caso.

Nuestro intestino es tan largo, que en su interior puede acumularse una cantidad enorme de alimentos durante un tiempo bastante prolongado; vaciarlo regularmente es una salvaguarda importante contra la mala salud. Esto es particularmente significativo en el caso de los carnívoros. Cuando el intestino no se vacía con regularidad, esto provoca una gran presión sobre los otros órganos de eliminación del cuerpo y puede causar una serie de síntomas de desequilibrio, desde halitosis y olor corporal desagradable, hasta dolores de cabeza y problemas cutáneos.

Beber al menos 2,5 litros de agua y comer cinco porciones de fruta, y hortalizas y verduras frescas cada día es el modo más efectivo de asegurar una salud intestinal normal. Para quienes sufren de estreñimiento crónico, una revisión adecuada de la dieta puede devolver el equilibrio al organismo y para ello debería consultarse a un naturópata o a un médico general naturista. Para quienes lo padecen de manera intermitente, es importante no depender de laxantes convencionales, que irritarán la pared intestinal y harán aún más difícil el funcionamiento normal. Incluso la adición de salvado a la dieta sólo será verdaderamente efectiva si se bebe cada día al menos 1,2 litros más de agua.

Tomar una cucharada sopera de aceite de castor antes de irse a la cama probablemente asegurará los movimientos intestinales a primera hora de la mañana, pero esto no debería repetirse más de una vez cada seis semanas. Para una purificación más frecuente, tome dos cucharadas soperas de *ghi* (manteca clarificada de leche de búfalo sin sal) en un vaso de leche caliente una hora después de una cena liviana. Si es necesario, puede tomarse hasta tres veces por semana y es mejor cuando se utiliza como un regulador a corto plazo.

Mi propia cura autoprotectora es beber a lo largo del día varios vasos grandes de jugo de uva negra diluido en un cuarto de agua con gas. La ingestión de líquido extra explica algo de la efectividad de esta medida y éste es, con mucho, el remedio más sabroso.

Sorber lentamente una taza de agua hervida en ayunas puede estimular el movimiento intestinal, y más aún si se continúa con una taza de jugo de ciruela caliente. A continuación debe tomarse un desayuno a base de compota de frutas deshidratadas conteniendo higos, plátano y dátiles. Ponga la fruta en remojo la noche antes y caliéntela a fuego moderado en su jugo a la mañana siguiente.

Para aquellos con más apetito, se recomienda un desayuno excelente, o bebida pre-desayuno, consistente en un batido de plátano, mezclado en una licuadora con una cucharada de leche descremada en polvo, una cucharada de melaza negra y un vaso de leche. Esto ayudará a asegurar los movimientos regulares del intestino una vez que disminuya cualquier dificultad de larga duración.

Cuando se aborde el estreñimiento, por mucho énfasis que se ponga en la importancia de caminar nunca será exagerado. Es uno de los mejores modos de mantener tonificado el intestino y estimular la peristalsis (el modo en que los alimentos pasan por el intestino). Las caminatas regulares darán resultados espectaculares a quienes sufren de estreñimiento, y más aún si puede añadirse a la rutina subir cuestas o, si fuera necesario, subir y bajar escaleras. Esto comprime a los músculos abdominales y estimula su estiramiento, además de someter a ejercicio al resto del cuerpo. La respiración profunda que implica también tiene un efecto positivo, pues los pulmones se llenan, ejercen presión sobre el diafragma y masajean suavemente desde el interior todos los órganos que participan en la digestión y en la eliminación.

FIEBRE

Aumentar su temperatura suele ser el modo en que el cuerpo combate la enfermedad. El organismo sabe que los virus y las bacterias suelen morir a una temperatura menor que la que mataría a un humano, por lo que tener fiebre parece algo muy sensato a hacer. Sólo se presentan problemas si la persona es muy vieja o muy joven, o está agotada físicamente. Si ése es el caso, debería buscarse asesoramiento profesional de inmediato.

En una persona normalmente sana, si la temperatura no sube por encima de los 38 grados durante más de un día no debería haber ningún problema. Asegúrese de que se halla en una habitación bien ventilada, pero sin corrientes de aire, y beba mucho líquido. No se preocupe si desaparece el apetito; en esta etapa, es mejor hacer que el cuerpo no trabaje en la digestión de la comida, porque estará concentrando toda su energía en librar una batalla en el frente inmunológico. Uno de los efectos de la temperatura elevada es que la persona se verá obligada a guardar cama, y sin las exigencias de la vida cotidiana el cuerpo puede seguir con su trabajo mucho más rápidamente. Sabiendo esto, es realmente insensato esforzarse y «luchar» o trabajar cuando se tiene temperatura alta; siga lo que le indica su cuerpo y váyase a la cama.

La quinina es muy buena para reducir la fiebre, de modo que si necesita refrescarse o si la temperatura ha sido elevada durante un tiempo prolongado, para hacer que disminuya suele bastar con beber un vaso pequeño de agua tónica cada dos horas. El té de manzanilla tiene un efecto similar; pruebe a beber una taza de té de manzanilla caliente dos veces al día.

VENDAJE DEL PIE

Si sospecha que tiene fiebre –a menudo los síntomas pueden detectarse la noche anterior, en particular si se está resfriado– la siguiente medida de hidroterapia ayudará. Consiga un par de calcetines largos de algodón y empápelos en agua fría mezclada con dos tapones de vinagre de sidra de manzana. Estruje los calce-

tines y póngaselos antes de irse a la cama, dejándose-
los puestos toda la noche. Puede envolverse las piernas y los pies con toallas para proteger la ropa de
cama, o puede usarse una bolsa de plástico para cubrir
las sábanas.

Aparte de sus efectos terapéuticos, esto resulta tan
confortante, que casi puede asegurar una buena noche
de sueño. Los calcetines tendrán que quitarse cuando
se despierte, y deberá lavarse las piernas y los pies. (Si
no tiene energía suficiente para darse una ducha o un
baño, bastará con un enjuague en una palangana o en
un recipiente de plástico).

En los días siguientes a la fiebre, pruebe a tomar
cosas livianas. Asegúrese de tener descanso y aire
fresco adicional, y trate de hacer un poco de ejercicio
en un ambiente natural, como un corto paseo por el
parque. Siga la dieta de purificación de la página 50 y
no se preocupe si no le apetece comer nada durante
los primeros días. Después de esto, si no recupera el
apetito, añada una pequeña rodaja de raíz de jengibre
fresco del tamaño de la punta del dedo meñique a una

taza de agua caliente y bébala media hora antes de las comidas. Esto será suavemente estimulante para la digestión y favorecerá el apetito. Tal vez quiera probar también la compresa corporal descrita en la página 22. Esto brindará un refuerzo general a su físico, además de reducir la fiebre y ayudarle a sentirse mejor.

FIEBRE DEL HENO (ALERGIA AL POLEN)

Esta alergia estacional puede comenzar en una época tan temprana como fines de marzo, con el primer polen de los árboles, y extenderse a lo largo del verano. El trabajo constitucional surte efecto (véase **Alergias**) y la preparación pre-estacional puede incidir.

Quemar aceites esenciales de manzanilla y/o melisa tendrá un efecto calmante y servirá al doble propósito de humedecer el aire. Añada unas gotas de cualquiera de esos aceites a un poco de aceite de sésamo puro sin tostar para masajear la parte posterior del cuello y también los hombros.

Una ramita de romero o de lavanda, o unas gotas de aceites esenciales de lavanda o eucalipto añadidas a un pañuelo, ayudarán a mantener despejados los conductos nasales. Pueden mantenerse en reserva aceites más fuertes, como el de Olbas, para cuando la temporada esté más avanzada y haya aumentado su tolerancia a algunas de las hierbas.

Una buena cura para la congestión de la cabeza es aplicar una cataplasma de cebolla cruda a la parte posterior del cuello antes de irse a la cama. Unte la piel con una capa ligera de aceite de sésamo puro sin tostar o crema de caléndula, y luego añada una tira de gasa o algodón fino, coloque encima un poco de cebolla rallada y envuelva con otro trozo de tela de algodón o un paño de cocina limpio. Si lo ata alrededor del cuello como una bufanda, debería mantenerse en su lugar.

El sueño extra es importante cuando se sufre de fiebre de heno, porque reaccionar constantemente de este modo es físicamente agotador. Trate de acostarse una hora antes cada noche.

El mejor consejo de mi madre es untar el borde de cada fosa nasal con un poco de vaselina. Hace maravillas, pues parece «captar» el polen antes de que irrite a las delicadas membranas nasales. Hay que repetir esto bastante a menudo, y por supuesto después de sonarse la nariz. Mi madre también sugiere colgar redes húmedas en las ventanas, para poder abrirlas con bastante seguridad, un lujo en una época en que abunda el polen.

La sal de tisú Nat. Mur. es el remedio individual más efectivo que conozco, aunque también existe en el mercado una combinación de remedios de la que mucha gente habla muy bien. La dieta y los complementos son igualmente importantes y evitar durante el verano los alimentos que forman mucosidades puede tener efectos maravillosos: pruebe a eliminar de su dieta durante tres semanas el trigo y los productos vacunos. También podría tomar una dosis diaria de 0,2 ml de tintura de equinacea (si se tolera) y 2 g de vitamina C para estimular el sistema inmunológico y ayudar a impedir una mayor irritación de la mucosa.

CANTURREAR

Canturrear es un ejercicio muy útil si se tiene fiebre del heno, y sirve para despejar los conductos nasales y estimular los senos mientras la resonancia de cada nota pasa por la cabeza. El simple hecho de pasarse unos minutos canturreando cada mañana puede restablecer el equilibrio y dejarle sintiéndose mejor durante el día. El sonido del canturreo también parece tener un efecto calmante sobre el equilibrio general del cuerpo, y las respiraciones profundas que requiere ayudan a mejorar la respiración en general. Esto es particularmente importante, porque muchas personas que padecen fiebre del heno no parecen hacer respira-

ciones profundas en absoluto entre primavera y otoño.
Practique también la respiración diafragmática relajada (véase página 60).

FLATULENCIA

El aire que se acumula en el cuerpo tiene una tendencia natural a salir, por lo que sentarse erguido mientras
se come o, si es demasiado tarde para eso, ponerse en
cuatro patas y dejar caer el pecho hacia abajo a fin de
que las nalgas apunten hacia el aire, ayudará a aliviar
parte de la molestia del gas acumulado.

Tomar con las comidas dos tabletas de carbón
de leña activado naturalmente resolverá el problema de
inmediato, pero el carbón absorberá casi todo lo demás, incluyendo los nutrientes presentes en la comida,
por lo que no puede tomarse más de una vez a la semana. Beber un vaso pequeño de agua con mucho gas
unos minutos antes de comer debería desplazar las bur-
bujas de aire que bloquean el aparato digestivo.

Siga los consejos que se dan en el apartado correspondiente a **Indigestión**, y coma con calma y sin dar-

se prisa. También, trate de asegurarse de que mastica bien los alimentos y de tener cuidado de dar prioridad a la comida cuando come y habla a la vez. Cuando vamos con prisa, es muy fácil tragar aire junto con la comida, y si los alimentos no se mastican bien pueden producirse rápidamente dificultades digestivas.

Si no funciona ninguna otra cosa, este remedio de sabor desagradable es verdaderamente efectivo. Triture un diente de ajo pelado directamente en una taza de agua caliente y beba el líquido después de cada comida en lugar de té o café.

Gingivitis

La gingivitis es una inflamación de las encías que rodean a los dientes. No hay ninguna evidencia de este problema en las personas que siguen una dieta exclusivamente natural, sin azúcar; en cambio, la gente de la Edad de Piedra parecía tener mejor salud bucal y menos caries que en la actualidad. El azúcar es el principal culpable, pues permite el desarrollo en la boca de una sustancia pegajosa llamada dextran, que se adhiere a la base de los dientes y permite la formación de placas. Los alimentos refinados pueden dejar residuos en la boca, que luego suministran el combustible perfecto para que la placa fermente. El estado nutricional también juega un papel importante; si se sigue una dieta de alimentos naturales y se comen cinco porciones de fruta y hortalizas y verduras frescas cada día, los altos niveles de nutrientes que se desarrollarán contribuirán en gran medida a prevenir la enfermedad de las encías.

La boca se limpia de manera regular cuando tragamos saliva, y también cuando comemos y bebemos. Responde de manera relativamente rápida a los cambios en el ambiente, y aunque el consejo precedente es más que nada preventivo, encontrará que su salud bucal mejora si lo pone en práctica de inmediato.

Frotarse suavemente las encías con unas hojas de perejil fresco es un buen modo de introducir vitamina C directamente en el lugar en que hace falta y también tiene un efecto calmante sobre el tejido inflamado. El perejil de hoja plana es más fácil de usar, aunque también puede emplearse un pequeño manojo de perejil rizado.

Enjuagarse la boca cada noche con una infusión enfriada de verbena de limón ayuda a prevenir las caries y también es bueno para las encías. Cubra un manojo de hojas de verbena de limón fresca con agua hirviendo, deje reposar hasta que se enfríe y luego cuele el líquido. Las hojas pueden devolverse al jardín

179

como abono o utilizarse como parte de un bálsamo calmante para ampollas y herpes. El líquido podrá conservarse en la nevera hasta tres días.

Durante el día, la boca puede enjuagarse con una solución de agua caliente a la que se habrá añadido dos gotas de tintura de mirra. Este antiséptico puede usarse antes y después de cada comida y en otros momentos para aliviar la sensibilidad o el dolor.

GOTA

(véase Artritis)

HALITOSIS

La halitosis, o mal aliento, puede ser provocada por una variedad de factores, y en general se origina en la boca o en el aparato digestivo. Una buena higiene oral es una importante medida preventiva, que ayudará a reducir la incidencia de las enfermedades gingivales y de las caries dentales, ambas causas potenciales del mal aliento.

Hay que cepillarse bien los dientes antes de irse a la cama, porque el aliento desagradable por la mañana a menudo puede deberse a la descomposición de bacterias que han estado en la boca toda la noche. La producción continua de saliva y el hecho de tragarla actúan como un lavado bucal a pequeña escala, pero ello no impide que queden entre los dientes o sobre las encías restos de alimentos, que permanecerán allí toda la noche. También debería comprobar si la pasta dentífrica que usa contiene azúcar –como muchas de ellas– lo cual significa que está revistiendo sus dientes con una solución azucarada antes de irse a dormir. Nunca he entendido cómo los dentistas y los higienistas orales pueden recomendar productos con estas características.

El mal aliento puede ser un signo de digestión lenta, de putrefacción de alimentos en el estómago o un síntoma de estreñimiento (véase **Indigestión** y **Estreñimiento**). Si es un problema constante, el mejor curso de acción es un programa de purificación completo. Una dieta de purificación de tres días (véase página 50) combinada con algunas medidas activas de cuidado de la piel, tales como un cepillado cutáneo regular (véase página 45) y unas fricciones de sal cada semana (véase el apartado siguiente) ayudarán a despertar a la piel y al intestino a la necesidad de una eliminación mejorada.

Ponga 1 kg de sal marina gorda en un recipiente y añada suficiente agua caliente para preparar una pasta espesa. Cogiendo puñados pequeños, frótese todo el cuerpo con la mezcla durante unos minutos. Hágalo con suavidad, pues esta mezcla puede resultar muy abrasiva, en particular sobre las zonas más sensibles, pero con tanta energía como sea posible. A continuación, dúchese durante un minuto con agua caliente primero y luego con agua tan fría como pueda soportar durante otro minuto. Esto debería dejarle la piel encendida y cálida, facilitando el trabajo de limpieza que se efectúa a través de otras rutas de eliminación del cuerpo.

Un día de ayuno a base de jugos de frutas o frutas frescas tendrá un efecto regulador sobre la digestión y ayudará a aliviar cualquier proceso interno que pueda estar contribuyendo al mal aliento o causándolo. Si emprende un plan semejante, asegúrese de beber mucha agua y de concederse un poco de descanso extra.

Para este plan, las frutas más indicadas por su contribución a la eliminación son la piña, las uvas y el melón. Entretanto, masticar perejil fresco es un maravilloso refrescante del aliento y supone además la ingestión de algo de hierro y vitamina C adicional, lo cual nunca viene mal.

HEMORRAGIAS NASALES

Para las hemorragias nasales hay casi tantas curas caseras como para el hipo. Si son un problema frecuente, asegúrese de consumir abundante vitamina C. El modo más fácil de lograr esto es comer cinco porciones de frutas y verduras y hortalizas frescas cada día. Un complemento de vitamina C de hasta 3 g por día debería dar resultados inmediatos. Si las hemorragias nasales se producen con regularidad, consulte a su naturópata o médico general naturista.

El remedio más extraño, aunque uno de los más efectivos, que conozco es enrollar una banda elástica muy apretada alrededor de cada dedo meñique, en la punta, cerca de la uña. Esto parece surtir efecto en cuestión de minutos. Una vez que se quitan las bandas elásticas, la hemorragia no suele repetirse. Otro remedio antiguo es colocar una toalla húmeda y fría sobre la espalda, entre los omóplatos, y luego acostarse. Supongo que dejar caer una llave fría por la espalda de la camisa o del vestido de la paciente es el equivalente moderno de este método.

Aunque en realidad no debería funcionar –no existe ninguna razón anatómica para ello– aplicar presión a la punta de la nariz donde termina el hueso duro y comienza el tejido blando suele detener la hemorragia con una rapidez espectacular. Para mantener el efecto, puede cubrirse la zona con una compresa fría (véase página 22).

HEMORROIDES

Las hemorroides, o almorranas, son en realidad venas varicosas en el ano. Pueden dar mucho dolor con cada movimiento intestinal, y llegar a sangrar y sobresalir del ano. Aplicar una compresa caliente (véase página 22) antes del movimiento intestinal, si es posible, y tener a mano un rociador con agua helada para utilizar inmediatamente después son medidas que ayudarán a aliviar el dolor y, a largo plazo, deberían reducir el sangrado y la inflamación.

La mejor cura para la hemorroides es tomar diariamente un baño de asiento. Se necesitarán una bañera y un recipiente grande, como una tina o una bañera infantil para colocar dentro de ella. Llene la bañera con agua caliente y el recipiente con agua fría. Siéntese con el trasero en el baño caliente, flexione las rodillas y coloque los pies en el agua fría del recipiente durante dos minutos; luego cambie de posición, de modo que los pies estén sumergidos en el agua caliente y usted quede sentado en el recipiente de agua fría. Permanezca así durante otros dos minutos y luego vuelva a cambiar a la postura anterior. Repita esto tres veces, terminando con las nalgas en el agua fría. En términos ideales, el agua debería cubrirle por completo la pel-

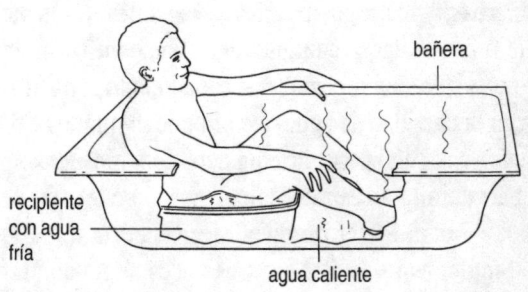

bañera

recipiente con agua fría

agua caliente

vis y la parte superior de los muslos, y el efecto se intensificará si agita el agua para asegurar que circule entre sus piernas.

Séquese enérgicamente con una toalla y descanse durante unos minutos. Ésta es una técnica espectacularmente efectiva para aliviar toda clase de dificultades pélvicas y puede dejarle sintiéndose un poco cansado después. Un breve descanso debería bastar para permitirle sentir los efectos poderosamente energizantes del baño.

Mantenga las deposiciones lo más blandas posibles aumentando la ingestión de verduras y hortalizas crudas, frutas y líquidos neutros, como el agua, los tés de hierbas, y los jugos frutales y vegetales. La gente suele incrementar la cantidad de salvado en su dieta, pero esto debe acompañarse de un aumento significativo en la cantidad de agua que se bebe (al menos 1 litro extra cada día) para que tenga un efecto positivo.

La vitamina C es muy eficaz para la curación de heridas y para lograr un buen efecto podría tomarse un complemento de 500 mg tres veces al día con las comidas. Fumar es particularmente irritante para el intestino, además de destruir la vitamina C, por lo que es mejor evitarlo o al menos reducir la cantidad de cigarrillos que se fuman durante episodios agudos.

Los ejercicios de la tabla inclinada (véase página 47) son una gran ayuda en el tratamiento de la hemorroides y pueden practicarse hasta tres veces al día. Esto es algo muy fácil de realizar en casa y los beneficios son enormes. Otra medida útil consiste en levantar los pies de la cama unos 10 cm colocando debajo de las patas unas guías telefónicas o libros gordos similares.

Si el dolor es intenso, para obtener un alivio inmediato aplique a la zona afectada ranúncula americana en polvo mezclada con gel de áloe fresco. Alternativamente, humedezca un disco de algodón con angostura y colóquelo a la entrada del ano. Asegúrelo en su sitio con una tirita y déjelo toda la noche. El efecto astringente debería ayudar a superar sin dificultad el primer movimiento intestinal del día.

HERIDAS PEQUEÑAS INFECTADAS, ETC.

Los pequeños cortes o pinchazos en la piel pueden cubrirse con una cataplasma de pan, que extraerá muy rápidamente cualquier posible infección. Prepare la cataplasma quitando la corteza a tres rebanadas de pan integral y luego proceda a cubrirlas con agua hirviendo. Forme una pasta con el pan y el agua, colóquela en un paño de cocina limpio o en una tira de tela de algodón, luego estruje para eliminar el exceso de agua y aplique la cataplasma lo más caliente que pueda soportar. Déjela sobre la zona afectada durante unos diez minutos, y luego sustitúyala por otra cataplasma fresca. Puede dejarse hasta tres horas.

HERPES

Tendemos a experimentar el virus del herpes en uno de estos tres modos: como herpes labiales, herpes genitales o herpes zoster, el pariente de la varicela que también se conoce como zona. Los tres tienen más probabilidad de producirse cuando uno se siente agotado o sometido a estrés. Los efectos de los virus sobre el organismo pueden ser devastadores, y junto con el dolor y la irritación procedente de las llagas o ampollas no es infrecuente experimentar letargo, depresión y otros síntomas de índole variada. Los complementos de complejo de vitamina B y 200 ui. de vitamina E cada día ayudarán al sistema nervioso en general.

Los herpes labiales o en torno a la boca desaparecerán pronto si se exprimen sobre ellos unas gotas de jugo de un limón de cultivo orgánico varias veces al día. También puede utilizarse aceite del árbol del té, aplicado puro sobre un trozo o un pompón de algodón. (No ingerir ningún aceite esencial.) Yo prefiero usar jugo de limón, porque tiene mejor olor y sabor, y ofrece la ventaja adicional de la vitamina C.

Los herpes genitales pueden ser la consecuencia de una serie de problemas, en especial porque la zona en que aparecen las lesiones o ampollas suele resultar difícil de tratar. A las mujeres que han estado expuestas a herpes genitales se les recomienda hacerse pruebas de frotis cervical al menos una vez al año. Si las ampollas pueden verse, las aplicaciones regulares de aceite esencial de árbol del té puro producirán escozor, pero pueden ayudar a aliviar el picor y los dolores que suelen acompañar a la erupción.

Puede aplicarse una compresa fría de yogur de leche de cabra durante 30 minutos, seis veces al día. El modo más fácil de hacer esto es cubrir una compresa higiénica con el yogur y luego usarla como de costumbre. Después de cada aplicación, enjuagar toda la zona con agua fría y secar con golpecitos suaves. Luego, aplicar una mezcla de partes iguales de aceites esenciales de bergamota y eucalipto –ésta es una de las raras ocasiones en que se aplican directamente–, o partes iguales de tinturas de ranúncula americana, escutelaria y lobelia. Es posible alternar estas mezclas hasta encontrar la que mejor se adecue a usted.

Debería incluir en su dieta grandes cantidades de vitamina C, tintura de equinacea (si la tolera) y ajo fresco, algo que tendría que hacerse de la manera más simple posible. Siga la dieta de purificación de la página 50 o, cuando esté sufriendo un ataque, limite su dieta a arroz, y verduras y hortalizas cocidas al vapor o ligeramente cocidas. Si puede tolerarlo, tome 0,2 ml. de tintura de equinacea dos veces al día y 1 g de vitamina C con cada comida.

Un desequilibrio en los aminoácidos lisina y arginina puede precipitar los ataques, por lo que debe tomarse un complemento diario de lisina de al menos 500 mg. Al mismo tiempo, hay que evitar los alimentos ricos en arginina. Entre ellos figuran las nueces, la gelatina, el chocolate, la algarroba, el coco, las semillas, la avena, las lentejas y todas las legumbres, el arroz integral, los guisantes y las cebollas. Estas normas dietéticas quizá deban seguirse durante varios meses, pero han demostrado ser muy eficaces.

La zona se trata mejor siguiendo una dieta a base únicamente de jugos de frutas y hortalizas y verduras frescas, además de agua y tés herbales hasta que hayan desaparecido las molestias más intensas del dolor y otros síntomas. Sin embargo, si esto dura más de tres días, consulte a su naturópata o médico general naturista. Combine esto con duchas de agua fría sobre toda la zona afectada y aplicaciones repetidas de angostura. Alternativamente, prepare una mezcla de partes iguales de manzanilla, salvia y trébol de olor, dos partes de avena y media parte de pie de león. Cubra con 1,2 litros de agua y lleve a ebullición; luego retire del fuego y deje reposar durante cinco minutos. Cuele, reserve las hierbas y utilice el líquido para lavar la zona afectada. Lave la zona afectada varias veces al día o, si esto resulta muy doloroso, aplique la solución con un pincel muy suave. La hierbas pueden colocarse sobre una venda ligera y usarse como una compresa toda la noche.

Con todas estas medidas de hidroterapia es importante asegurarse de que se utilizan siempre toallas limpias y de que no se comparten con nadie.

HERPES LABIAL

(véase Herpes)

Cada familia parece tener su propia cura para el hipo. Yo siempre obtengo los mejores resultados bebiendo media taza de agua del lado no habitual de la taza. Tragar doce veces seguidas, una acción que requiere mucha concentración, también funciona bien.

Otras soluciones incluyen contener la respiración, tragar un poco de mostaza, o que alguien deje caer una llave fría por la espalda de la persona con hipo. Una de las cosas más fáciles a probar es presionar el pulgar de la mano derecha sobre la palma izquierda y contener la respiración al mismo tiempo. Si eso no funciona, debería dar resultado tragar una cucharadita de vinagre (de cualquier tipo).

Por último, y con mucho el más sabroso de todos, el siguiente remedio resulta especialmente útil si el hipo ha durado mucho tiempo, y es muy popular entre los niños de todas las edades. Mezcle dos cucharadas soperas de coco fresco rallado y dos cucharadas soperas de miel espesa. Forme pequeñas bolitas con la mezcla, que deben masticarse de una a la vez. Son densas, concentradas y deliciosas, y no sé por qué dan resultado, pero lo hacen.

INDIGESTIÓN

El término indigestión cubre una amplia variedad de dolencias, que van desde gases (véase **Flatulencia**) hasta dolor y malestar general. Un aspecto clave para estar en condiciones de digerir las comidas es realizarlas en la atmósfera apropiada y dedicarles el tiempo necesario. Muchas personas que padecen indigestión responderán favorablemente a la relajación, a tomarse tiempo para comer en un ambiente agradable en compañía de la familia o de buenos amigos, o lejos del bullicio y del ruido. Dar un paseo o acostarse durante cinco minutos después de una comida ayudará al proceso digestivo. Comer sentado y con la espalda recta también es importante; el síndrome del teleadicto que come mientras está medio tumbado en una silla y luego no se mueve durante horas es una fórmula segura para sufrir molestias digestivas.

La cantidad y el tipo de alimentos que ingerimos también influye en el modo en que nos arreglamos para procesar nuestras comidas. Hay ocasiones en que sabemos que estamos comiendo en exceso o que ingerimos un tipo de comida inadecuado (la grasa es lo más pesado de digerir), o incluso en que nos sentimos angustiados y tenemos la sensación de que comer no es lo que debe hacerse. En tales mo-

mentos vale la pena escuchar al cuerpo, y si esto quiere decir saltarse o posponer una comida, viajar un
poco más hasta encontrar un restaurante más adecuado, o decidir cocinar uno mismo con mayor frecuencia, entonces es algo que resulta mucho más fácil de
llevar a cabo que hacer frente a la enfermedad.

Medidas simples como fomentar una pauta regular para las comidas contribuirán de manera significativa a asentar la función digestiva del cuerpo. La
mayoría de la gente funciona mejor si toma su comida principal a mitad del día y por la noche hace una
cena ligera.

Comer unas pocas semillas de hinojo después de
cada comida o añadirlas al plato principal mejorará la
digestión y ayudará después con los eructos. El eneldo
tiene un efecto protector sobre el estómago y puede
añadirse libremente a una serie de comidas. Se utiliza
como base del preparado para retortijones, que tiene
un efecto maravillosamente asentador en los niños.
Las tabletas de carbón de leña harán lo mismo y pueden ser una gran ayuda con la flatulencia, pero, debido
a que absorben nutrientes, no se recomiendan como un
complemento regular. Yo encuentro que un vaso pequeño de agua con gas hará el mismo efecto si se bebe
inmediatamente después de las comidas, no acompa-
ñándolas.

En Europa es común tomar un digestivo después de comer y en España lo más popular es la manzanilla. Los tés digestivos son grandes depuradores, y servirán para aliviar y calmar la mayoría de las molestias estomacales. El anís y otros licores tienden a ser efectivos debido a las semillas que se utilizan en su elaboración, más que por su contenido alcohólico.

La combinación de alimentos es un sistema que funciona bien para mucha gente, al menos durante un período de tiempo. Esto consiste en clasificar las comidas en aquellas que se basan en proteínas y las que se basan en hidratos de carbono y en comerlas con los acompañamientos adecuados. Pruebe a tomar cada día una comida correctamente combinada para comprobar si ello tiene algún efecto sobre sus síntomas, o pruebe a pasarse por completo a este tipo de alimentación durante seis semanas y luego proceda a valorar el cambio general. Hay muchos libros disponibles que dan información detallada y listas de combinación de alimentos (véase Bibliografía, página 281).

Vale la pena experimentar hasta encontrar el estilo de alimentación que funcione mejor en su caso. Algunas personas necesitan un vaso de agua caliente con las comidas para favorecer la digestión; a otras les hace mejor no beber nada en absoluto hasta media hora después de una comida. Las influencias estacionales también harán su efecto, afectando no sólo a nuestro apetito sino también al modo en que comemos.

La naturopatía, la medicina ayurvédica y el herbalismo chino figuran entre los numerosos sistemas de atención sanitaria que ofrecen modos alternativos de abordar nuestras necesidades nutricionales. Si ingiere los alimentos apropiados para usted de un modo que le resulte adecuado, no debería tener problemas de indigestión.

INSOLACIÓN

(véase Quemaduras de sol)

INSOMNIO

Hay una variedad de maneras de ayudar a la gente que padece esta dolencia molésta. El exceso de energía física contenida puede empeorar la situación, por lo que darse un estímulo físico durante el día quizá ayude. Este estímulo puede adoptar la forma de una caminata de veinte minutos, ocuparse del jardín o cualquier otra actividad que encaje en su programa; no tiene que ser un deporte organizado. Dar un paseo al atardecer es un modo maravilloso de marcar la transición entre la parte laboral, activa, del día y la energía más moderada de la tarde (también puede entregarse a la contemplación de paisajes al atardecer, algo maravillosamente relajante). Igualmente, pasearse a la luz de la luna es un modo apaciguador de terminar el día.

Realizar una verificación de seguridad antes de irse a la cama ayudará a calmar cualquier ansiedad. Dar mucha importancia a comprobar que las puertas y las ventanas estén bien cerradas, que la cocina esté apagada, etc. son actividades que pueden formar parte de un ritual calmante y apaciguador a la hora de acostarse. Tener un lápiz y un papel junto a la cama, a fin de poder registrar cualquier pensamiento que se produzca a últimas horas de la noche con el objeto de poder analizarlo por la mañana, es otra técnica que permitirá a su mente liberarse y relajarse. Tomar un baño caliente a la luz de las velas y beber algo caliente poco antes de acostarse es apaciguador y, si se tolera la leche, una bebida láctea azucarada puede resultar muy reconfortante. Quizá descubra que rociarse el rostro y el cuello con agua fresca (no fría) también contribuye a calmarle, y escuchar algo de música instrumental suave o cintas magnetofónicas de sonidos puede fomentar el sueño.

También puede valer la pena fomentar alguna forma de plan de relajación, cualquiera que pueda efectuarse en la cama, como relajar sistemáticamente cada músculo del cuerpo, repitiendo en silencio alguna forma de plegaria, o incluso contando ovejas.

Un baño de flores de tilo es delicadamente sedante y ayudará a olvidar las preocupaciones del día. Tome 124 g de flores de tilo frescas –de ninguna manera deben utilizarse flores secas– y empápelas en 4,5 l de agua fría durante doce horas. Caliente a fuego moderado, luego cuele y vierta el líquido en un baño caliente. Sumérjase en el agua del baño durante unos veinte minutos, disfrutando de la fragancia de las flores antes de retirarse a la cama.

Se sabe que una taza de té balsámico de valeriana o de limón tomada a una hora temprana de la tarde estimula el sueño. La lechuga es otro soporífico natural, por lo que los bocadillos con lechuga para la cena también pueden ayudar. El té de lúpulo tiene un moderado efecto sedante y durante siglos se han utilizado las almohadas de lúpulo para estimular el sueño. Sin embargo, no se recomiendan a quienes padecen de fiebre del heno y a las personas que son alérgicas al lúpulo deshidratado, por lo que es importante asegurarse primero.

Los aceites esenciales de salvia esclarea, que es profundamente relajante y realza la calidad del sueño, de sándalo y de mejorana (muy cálido y reconfortante) pueden ayudar a crear una atmósfera relajada que propicie el sueño. Añada unas gotas de éstos o de cualquier otro aceite esencial sedante (lavanda, manzanilla, esencia de nerolí, albahaca, etc.) a un quemador de aceite o rocíelas sobre la almohada antes de acostarse. También pueden añadirse dos gotas al agua del baño para intensificar su efecto relajante, o a un aceite portador para un masaje. Si hay alguien que pueda darle un masaje antes de irse a la cama, éste puede ser un modo verdaderamente maravilloso de terminar el día y prepararle para el sueño. El automasaje del rostro y de los pies es una buena alternativa. Haga suaves movimientos circulares a un ritmo muy lento, prestando particular atención a la frente y a la región de las sienes, y al punto delicado entre el talón y el arco del pie. Continúe durante tanto tiempo como le resulte placentero. También podría describir círculos en el sentido de las agujas del reloj sobre el abdomen, con movimiento lentos y suaves, comenzando alrededor del ombligo y ampliándolos hasta llegar a cubrir gran parte del torso. Éste es un ejercicio muy sedante y curativo. Toda zona de su cuerpo a la que pueda llegar disfrutará siendo masajeada y el hecho de tomarse tiempo para relajarse de este modo dará sus resultados.

Leer un libro realmente aburrido sobre un tema que no ofrece ningún interés suele funcionar bastante bien, y más aún si tiene que salir de la cama y encender la luz para hacerlo. Como una nota más estimulante, el sexo es un modo maravilloso para terminar el día, y suele favorecer el sueño profundo y reparador.

Si le resulta imperativo conciliar el sueño, prepare dos tazas de café negro fuerte y dos de té de manzanilla. Una vez en la cama, beba a sorbos media taza de café y luego media taza de té de manzanilla, seguida por otra media taza de café y luego otra media taza de té. Esto parece dar resultado, porque confunde tanto al cuerpo, que éste simplemente deja de funcionar. Se trata de una medida drástica, que no debería repetirse más de una vez a la semana, pero funciona con notable rapidez; raras veces se termina de ingerir ambas bebidas.

JUANETES

Los juanetes suelen ser deformaciones o mal alineamiento de la articulación del dedo gordo del pie. Suelen producirse en ambos pies, aunque en general se manifiesta de manera más pronunciada en uno de ellos.

Las modas de calzado de las décadas de 1950 y 1960 (muy puntiagudos y con tacones de aguja) han dejado su legado en los numerosos juanetes y problemas asociados, que en la actualidad son angustiantes para quienes los sufren. Aun cuando hoy en día han desaparecido tales extremos de estilo, la forma de los zapatos que usamos suele tener poco parecido con la de nuestros pies. Puede probar esto por usted misma parándose sobre una hoja de papel y dibujando sobre ella el contorno de su pie; luego, haga lo mismo con el zapato puesto y compare la diferencia. La comparación más notable, y excesiva, es con un zapato de tacón alto.

La mejor solución para una serie de dolencias de pies es usar zapatos incómodos con menor frecuencia o cambiar de estilo de calzado. También deben evitarse las medias, las mallas y los calcetines que compriman los dedos de los pies y aumentan su forma puntiaguda, incrementando por consiguiente la presión sobre el juanete.

La mejor terapia para los juanetes es caminar tanto como sea posible con los pies descalzos. Cuantas más superficies toque con sus pies, mejor: estimule a los músculos pequeños del pie a trabajar bien, desafiándolos a mantener el pie en contacto con arena, arcilla y otras superficies con mucha elasticidad; excite al pie caminando por una parcela de césped humedecido por el rocío de la mañana. Los ejercicios que abran los dedos de los pies también tienen efectos positivos; trate de pasar las hojas de un periódico con los dedos de los pies y luego haga lo mismo con las de un libro (las páginas son más gruesas, por lo que resulta más difícil).

También ayudará masajear suavemente alrededor de toda la zona, en particular si aplica una pequeña cantidad de tracción y hace rotar lentamente los dedos de los pies. Asimismo, para comenzar es posible estimular cualquier movimiento. Para aplicar tracción, sujete los dedos de los pies con firmeza y con mucho cuidado estírelos hacia afuera, imaginando que mientras lo hace aparece una separación minúscula en la articulación, la suficiente para permitir un movimiento más libre. Si el juanete está muy inflamado, añada una gota de aceite esencial de manzanilla o de melisa al aceite de masaje (debería bastar media taza pequeña de aceite de masaje). Una gota de aceite esencial de lavanda, mejorana o menta añadida al aceite de masaje ayudará a reducir el dolor; la menta, en particular, resulta muy sedante. Las sesiones regulares de masaje, quizá durante cinco minutos cada mañana y cada noche, resultarán sumamente provechosas.

Lo más frecuente es asociar este estado a la pérdida de la voz, o a la voz ronca y grave que suele acompañar a un resfriado. El remedio que nunca parece fallar es envolver la garganta y el cuello toda la noche con un vendaje de manteca de cerdo.

Caliente en una sartén 1 kg de manteca de cerdo a fuego lento hasta que se funda y luego empape en ella una tira de tela de algodón limpia. Asegúrese de que la tela de algodón esté completamente impregnada de manteca de cerdo. Mientras tanto, úntese el cuello con una o dos gotas de aceite de sésamo puro sin tostar, dejando un poco para cubrir también la barbilla y la parte superior de los hombros. Una vez que la tira de algodón se ha enfriado lo suficiente para poder cogerla con las manos, envuélvala en torno al cuello. Cúbrala rápidamente con una toalla vieja y colóquese otra alrededor de los hombros, en caso de que la tira rezume.

Puede dejarse esto toda la noche, pues resulta asombrosamente cómodo y reconfortante. Puede repetirse a la noche siguiente y en raras ocasiones se necesitan más de dos aplicaciones.

La laringitis puede verse como una oportunidad maravillosa para descansar la voz, en particular si se ha estado usándola en exceso. El mejor consejo general es permitir al cuerpo que siga su propio curso, asegurándose de que tiene mucho descanso, aire fresco y relajación, hasta que esté preparado para volver a comunicarse oralmente.

MAGULLADURAS

Las magulladuras se producen debido a la rotura de los pequeños vasos sanguíneos que se hallan debajo de la piel. La aplicación inmediata de una compresa de hielo (véase **Dolor de espalda**) o de otra cosa fría acelerará la renovación de las células muertas y de otros desechos del cuerpo, y reducirá la inflamación. La vitamina C tomada internamente en dosis de 1 g estimulará a los mecanismos de curación del cuerpo y también disminuirá la sensibilidad. Una dosis aguda de árnica homeopática reducirá el tiempo en que la magulladura será visible y es un buen remedio para cualquier tipo de accidente de poca importancia.

Las hojas trituradas de consuelda fresca o de hisopo colocadas directamente sobre la magulladura, o un reconfortante masaje suave con aceite de hierba de San Juan, reducirán las molestias y ayudarán al cuerpo.

Un remedio antiguo consiste en mezclar una pizca de maranta con un poco de agua fría y rociar la mezcla sobre la magulladura. Se dice que esto acelera la recuperación en forma espectacular si se hace de inmediato, minimizando la acción del aire sobre la piel.

MAL ALIENTO

(véase Halitosis)

MALA CIRCULACIÓN

Muchas personas sufren de mala circulación, en particular hacia el final de los meses de invierno, cuando los recursos del cuerpo parecen empezar a flaquear. Puede tenerse la impresión de que el esfuerzo por mantenerse caliente, contra el afán de la naturaleza por congelar todo lo que existe en el mundo, comienza a resultar un trabajo excesivo.

Aunque parezca sorprendente, uno de los remedios más efectivos para eliminar el problema de tener los pies y las manos continuamente fríos consiste en aplicarse almohadillas de agua fría. Cada mañana antes de bañarse o ducharse, llene la bañera o una palangana con bastante agua fría como para cubrir los tobillos y dé al menos 120 pasos, simulando la acción de caminar. La inmersión de los pies en agua fría de esta manera parece apelar directamente al nivel más primitivo de nuestra conciencia física. El cuerpo envía rápidamente a los pies un suministro de sangre nueva, cálida y rica en nutrientes, y este aumento en la circulación no sólo calienta los pies, sino todo el cuerpo durante cierto tiempo. En general, la gente descubre que al sacar los pies del agua, éstos se hallan calientes y permanecen así durante gran parte del día.

Añadir una pequeña cantidad de pimienta de cayena a una comida al día como mínimo tendrá un efecto estimulante sobre el sistema circulatorio, y también puede espolvorearse un poco en los calcetines o en las medias. La pimienta de cayena tiene tendencia a teñir los dedos de los pies, pero mejora realmente la circulación.

El jengibre es otra sustancia que vale la pena agregar a la dieta. Un trozo pequeño del tamaño de la punta del dedo, pelado y picado, o triturado con un triturador de ajo y añadido a cualquier comida en la etapa de cocción, puede dar un estupendo resultado. O puede colocarse el jengibre entero en una taza y cubrirse con agua hirviendo para obtener un té de sabor sorprendentemente agradable. Esto también estimula el apetito, por lo que es algo útil para beber en los meses de invierno antes de la comida principal del día.

Si ha llegado a enfriarse o tiene los pies entumecidos por haber permanecido parado a la intemperie, un baño de pies de mostaza caliente es el mejor tónico posible y el más completo (véase página 43). También constituye una medida excelente si se trata de prevenir un resfriado.

MALESTAR DE BARRIGA

Este malestar suele presentarse cuando el organismo se siente alterado, sin que sea posible identificar una dolencia específica. Existen numerosos remedios caseros que son buenos para ayudar a asentar el organismo, pero si el estado continúa empeorando, se recomienda buscar el consejo de un naturópata o médico general naturista.

El té de flores de malvavisco es una bebida maravillosamente dulce y calmante, que puede tomarse hasta tres veces al día. Las mejores son las del verano, época en que pueden recogerse las flores frescas y añadirse directamente a la tetera. Hay que cocerlas durante no más de dos minutos y luego beber el té caliente a sorbos lentos. Las flores frescas de malvavisco también pueden añadirse a ensaladas y bocadillos; tienen un sabor delicioso y brindan un estupendo colorido a las comidas, además de poseer propiedades curativas.

Tragar tres semillas de papaya antes de cada comida ayudará a asentar la barriga y mejorará la digestión de proteínas en caso de que esto resulte difícil. Es importante tragarlas enteras, sin masticarlas. Si puede saltarse una comida e ingerir en cambio la papaya, mucho mejor. Una mezcla de yogur y plátano es otro buen sustituto de la comida que es bueno para el estómago, saciante y nutritivo, y tiene un sabor delicioso. Simplemente mezcle un pote de yogur natural de leche de cabra o de oveja con dos plátanos cortados en rodajas, o ponga todo en la licuadora y prepare un puré de consistencia blanda. Uno de los remedios de reserva de mi madre para asentar una barriga gruñona consiste en tomar una cucharada sopera de jerez dulce en un vaso pequeño de leche caliente. Esto siempre funcionaba bien para ella.

El extracto de arándano, que se prepara macerando en coñac durante tres semanas arándanos recién recogidos, es un viejo remedio popular para el buen funcionamiento estomacal. La bebida resulta deliciosa, por lo que me pregunto si lo que funciona es el arándano o la alegría que aporta.

Tal vez el remedio menos naturopático, y una de las mejores curas para el dolor de barriga, sea beber un vaso de coca-cola con poca efervescencia. No estoy segura de por qué funciona –quizá tenga algo que ver con la combinación de azúcar y cafeína– pero asienta el estómago revuelto, la náusea y hasta la diarrea leve de manera bastante efectiva. No obstante, asegúrese de cepillarse bien los dientes después de beberla.

MAREOS

Los mareos pueden tener innumerables causa, desde incorporarse con demasiada rapidez, hasta una infección del oído interno, y constituyen una buena razón para consultar al naturópata o médico de cabecera naturista si se producen con regularidad. Son una reacción bastante común a cualquier forma de régimen de purificación o desintoxicación, y si está siguiendo alguno, es una buena idea tomarlos como un signo de que necesita aumentar la velocidad de eliminación. Su médico de cabecera estará en condiciones de ayudarle con esto, y uno de los modos más efectivos es duplicar la cantidad de agua pura que bebe y tomar hasta 2 g de vitamina C con bioflavonoides cada día.

Dejar caer ligeramente la cabeza hacia adelante, de modo que la barbilla se incline en dirección al pecho, y estirar los brazos hacia arriba tanto como se pueda, es la mejor cura instantánea que conozco. Mantenga esta posición durante dos minutos y repita si es necesario, aunque no suele serlo.

Aunque el siguiente remedio ejerce un efecto maravilloso sobre el mareo recurrente, debe tenerse gran cuidado con él. Tome veinte hojas de muérdago verde y licúelas o póngalas en un extractor de jugo. Tome una cucharada sopera dos veces al día. El cuidado debe tenerse cuando se recojan las hojas para asegurarse de que no haya entre ellas ninguna baya, ya que son venenosas. El otoño es la mejor estación para recoger hojas de muérdago.

MENOPAUSIA

La menopausia es una etapa clave en la vida de toda mujer, que recomiendo vivamente trabajar con un naturópata o médico general naturista, quien estará en condiciones de contribuir a que esta transición sea lo menos problemática posible. Es también una etapa de grandes cambios en los niveles emocionales y psicológicos, y una buena relación con un médico de cabecera puede brindar apoyo y aliento valiosos. Algunas mujeres pasan por la menopausia tranquilamente, sin ninguna molestia, mientras que otras pueden experimentar una amplia variedad de síntomas. Puesto que la experiencia de cada mujer es diferente, la atención individual que puede ofrecer un médico de cabecera es fundamental para diseñar el tratamiento personal que se requiera.

Una serie de modificaciones en la dieta ayudará a minimizar los cambios de estado de ánimo y las fluctuaciones de energía; pasarse a una dieta hipoglucémica tendrá efectos positivos instantáneos. Muy sencillamente, esto quiere decir mantener niveles constantes de azúcar en la sangre comiendo cada cuatro horas y aumentar el contenido de hidratos de carbono sin refinar de cada comida. Tomar duchas calientes y frías (terminando siempre con agua fría) y hacer caminatas descalza pisando el rocío de la mañana ayudará a estimular el organismo y mantendrá todo el cuerpo funcionando en un estado óptimo.

Los baños de escaramujo de milenrana tomados un día sí y otro no son una de las medidas generales más efectivas para reducir los síntomas y mejorar los niveles de energía. Coja 125 g de milenrama y póngalos en un recipiente grande. Cubra con 4,5 l de agua fría y deje reposar durante doce horas. Caliente la mezcla a fuego lento y luego, en el momento en que llegue al punto de ebullición, cuele el líquido y viértalo en el agua de un baño caliente. La bañera debe estar lo bastante llena como para cubrir la zona de los riñones y la mitad de la espalda. Permanezca en el baño durante unos veinte minutos, luego envuélvase bien y quédese acostada durante dos horas, como mínimo.

Hacer ejercicios de soportar pesos en forma regular es una medida importante para ayudar a prevenir la osteoporosis, la pérdida de masa ósea que responde a los cambios hormonales y se intensifica después de la menopausia. La forma más simple de ejercicio de soportar peso es caminar, algo que resulta muy beneficioso en cualquier época de la vida, pero en particular en ésta.

La terapia de sustitución de hormonas va ganando popularidad en la actualidad, pero vale la pena destacar que hay una enorme variedad de remedios y compuestos herbales que estimularán o simularán la acción hormonal sin ningún efecto secundario debilitante. El pie de león es una de las numerosas hierbas que pueden tomarse regularmente como un té a lo largo de la vida de una mujer y tiene un efecto muy positivo sobre el organismo durante la menopausia. La hierba *Mitchella repens* también es una «hierba de las mujeres» sumamente efectiva. Esta hierba fue introducida por los colonos extranjeros para las mujeres indias nativas norteamericanas. Otras hierbas ricas en estrógeno incluyen al cardo bendito y a la raíz falsa de unicornio. El regaliz es también un estrógeno derivado, y el té de hinojo, uno de los de sabor más agradable, contiene valiosos estrógenos vegetales. Entre los alimentos ricos en estrógeno figuran las semillas germinadas, los plátanos y los cereales integrales, por lo que es importante incluir en la dieta grandes cantidades de ellos. La vitamina E estimula la producción de estrógeno, y sería útil un complemento de hasta 1.000 ui al día.

Una taza diaria de té de salvia le dará un estímulo general; asegúrese de sorberlo lentamente, pero sin dejarlo enfriar. Las hojas balsámicas de limón pueden añadirse a las ensaladas y prepararse en forma de té, debido a su efecto calmante; pueden beberse hasta tres tazas al día. Una taza de té de tanaceto o hierba lombriguera tomada por la mañana temprano, o una taza de poleo muy flojo (no beber nunca más de una taza al día y tomarlo sólo si se experimentan sudores nocturnos como parte de la menopausia) puede ayudar a reducir los sudores nocturnos, pero mi remedio favorito para esto es el aceite esencial de salvia esclarea. Añada dos gotas a un poco de aceite portador y masajee con ellas las muñecas, las manos y el rostro, prestando particular atención a las sienes. Hacer esto antes de irse a la cama dará muy buenos resultados, y esta hierba tiene el beneficio adicional de hacer más placentero el sueño y de realzar la actividad onírica.

Pueden utilizarse aceites esenciales de rosa y geranio para apoyar a las demás medidas. El geranio es un equilibrador hormonal, mientras que la rosa tonifica y purifica el útero, contribuye a estabilizar el ciclo menstrual y nutre el aspecto femenino, emocional. Esto puede ser un beneficio importante en caso de que exista alguna cuestión de femineidad que está perdiéndose o si se produce un reflujo de la autoestima. Unas pocas gotas de uno u otro aceite pueden añadirse al agua del baño, utilizarse en un quemador de aceite, o rociarse sobre la almohada o el pañuelo.

MIGRAÑA

Yo tengo un interés particular en este estado, porque es lo primero que me impulsó a investigar la atención sanitaria natural. Durante la etapa final de mi adolescencia y en los primeros años de mi juventud padecí terribles migrañas, que aparecían sin ningún aviso y duraban dos o tres días. Durante esa época fui completamente incapaz de hacer nada. El dolor era tan intolerable, que me impedía comer, y apenas si podía beber o moverme de la cama. En unas pocas ocasiones también perdí la capacidad de hablar. Estos ataques alarmantes comenzaron a repetirse con mayor frecuencia, hasta que llegué a sufrir al menos uno al mes.

Aunque mi médico de cabecera se mostraba comprensivo, el único tratamiento que podía ofrecerme consistía en unas tabletas que debía tomar cada día y que, según él, incluso podrían no servir de nada. El único resultado positivo de esto fue que me incitó a consultar a un naturópata, que utilizó la terapia dietética, la osteopatía, algunas hierbas y algo de acupuntura, y en un plazo de dos meses todo mi organismo se sintió completamente diferente. Las migrañas llegaron a ser menos frecuentes y también desaparecieron una serie de dolencias menores.

Las medidas que se describen a continuación pueden parecer muy severas, pero si usted sufre de migrañas sé que estará preparado para ponerlas en práctica. No las siga durante más de dos meses sin buscar el consejo de un naturópata o de un médico de cabecera naturista.

En la actualidad hay una tendencia a llamar migraña a cualquier dolor de cabeza. Lo que diferencia a estos ataques es que suelen incluir náuseas y aversión aguda a cualquier fuente de luz. El movimiento es sumamente difícil y el dolor en la cabeza suele ser intenso y con latidos, dándose en la mayoría de los casos en un lado. Algunas personas pueden tener una advertencia unas pocas horas antes del comienzo del dolor más intenso; este aviso puede adoptar la forma de una variedad de trastornos visuales, incluyendo la ceguera temporaria de un ojo y la visión borrosa.

Lo primero que debe hacerse es considerar la dieta. Muchas personas descubren que tienen una intolerancia a determinados alimentos, siendo los principales culpables el chocolate, el queso y el vino tinto. Una vez que el hígado funciona mejor y las migrañas han comenzado a desaparecer, pueden reintroducirse estos alimentos, pero hasta entonces deberían estar rigurosamente prohibidos. También recomendaría evitar todo tipo de bebidas alcohólicas (aunque el jerez y el oporto parecen ser los peores), el café, las naranjas, los tomates, las espinacas, la acedera y el ruibarbo. A menudo, las migrañas van acompañadas de un funcionamiento insuficiente de la vesícula biliar, por lo que debe reducirse la cantidad de grasa que se come y detectar las grasas ocultas en alimentos tales como los helados. Hay que evitar por completo las grasas y los aceites hidrogenados.

Llevar un diario de la dieta (véase página 55) es el mejor modo de aislar cualquier alimento que pueda estar causando la migraña. Registre sus sensaciones, así como los alimentos que ingiere, y tome nota del momento en que aparecen las migrañas. Al cabo de cuatro a seis semanas debería comenzar a surgir una pauta. Comer regularmente, a fin de que no decaigan los niveles de azúcar en la sangre, y cuidar de no someterse a esfuerzos excesivos también ayudará al equilibrio del organismo.

La matricaria o magarza es una hierba que crece casi en cualquier lugar y vale la pena cultivarla, porque una taza al día de una infusión preparada con unas pocas hojas frescas suele bastar para prevenir los ataques regulares. También puede tomarse en el mismo comienzo de una migraña y, si se coge a tiempo, puede abortar el ataque. En el momento en que se inicia un acceso de migraña, pueden masticarse hojas de matricaria o tomarse de ese modo de manera regular, de preferencia acompañando al té.

Colocarse compresas frías (véase página 22) sobre la frente y la parte posterior de la nuca puede ayudar con el dolor punzante. Algunas personas sugieren utilizar aceite esencial de lavanda, pero yo encuentro que el sentido del olfato está tan sensibilizado durante un ataque, que hasta este aroma agradable puede llegar a resultar ofensivo. Por lo tanto, si tiene dudas al respecto, no ponga en práctica esta medida.

Una compresa caliente (véase página 22) colocada sobre el hígado brindará alivio gradual en algunos casos, aunque yo prefiero usarla como una preparación nocturna durante el intervalo entre uno y otro ataque.

Es importante tener alguna sensación de control, e imaginar que las manos llegan a estar más frías y más calientes alternadamente parece ser la forma de visualización más efectiva. Esto ayuda también a regular el paso de sangre a través de la región del cuello. Puesto que la congestión en esta zona puede ser una causa importante de migrañas, ésta es una técnica doblemente efectiva.

Es posible poner fin a las migrañas si se combinan todas estas medidas con una minuciosa revisión osteopática, en la que se prestará especial atención al estado del cuello y de la región lumbar, sometiéndolos a tratamiento en caso de que sea necesario.

La menstruación y la ovulación pueden influir en la sensibilidad de las mujeres a los activadores de migrañas (véase **Problemas menstruales**). Curiosamente, la mayoría de las migrañas que se deben a una intolerancia a determinados alimentos o son agravadas por ellos tienden a desaparecer a partir del tercer mes de embarazo. Aunque suelen reaparecer algún tiempo después de dar a luz, esto supone una pausa bien recibida a las restricciones dietéticas.

La náusea puede tener toda clase de causas. Es una reacción normal cuando el cuerpo necesita liberarse de algo y también puede producirse en respuesta a trastornos como los de viajar o estar expuesto a una calefacción excesiva. La náusea persistente puede ser un signo de que el cuerpo necesita expulsar toxinas, y en ese caso se recomendaría alguna forma de eliminación o de dieta desintoxicante. Véase página 50 para una dieta de purificación simple. También debería considerarse la posibilidad de visitar a su naturópata o médico de cabecera naturista para obtener un diagnóstico completo y recibir asesoramiento para purificar su organismo. Mientras tanto, aumente la cantidad de agua que bebe para limpiar el organismo, y mantenga los niveles de azúcar en la sangre haciendo comidas regulares y evitando el azúcar y los alimentos refinados. Es provechoso evitar estimulantes como la cafeína e ingerir alimentos ricos en vitamina B, o tomar cada día un complemento de 500 mg de complejo vitamínico B.

Un modo inmediato para asentar el estómago es masticar muy lentamente un trozo de jengibre cristalizado. Esto tiene un efecto particularmente beneficioso si ya se ha vomitado o si hay alguna molestia gastrointestinal relacionada. En la mayoría de los casos, sólo con beber algo de agua caliente se arreglará el estómago, y también se aliviará y calmará al cuerpo en general.

La náusea puede ser el modo que tiene el cuerpo de decir que necesita más aire, un mensaje que puede atenderse con facilidad. Si la náusea es leve, comer un trozo de tostada integral seca o una galleta crujiente puede ayudar. Empero, lo que mejor sienta al organismo en estos casos es una taza de té de raíz de regaliz, o una mezcla ayurvédica especial llamada Vata, que resulta especialmente calmante.

NEURALGIA

La neuralgia es un intenso dolor punzante, que puede sentirse a lo largo del curso de los nervios faciales. Puede deberse a una lesión, a la exposición al frío y a corrientes de aire, a un trabajo dental o a muchas otras causas.

Una de las curas más agradables consiste en frotar la piel de la zona afectada con el jugo de un limón de cultivo orgánico. Esto resulta calmante, actúa como un tónico sobre el nervio y tiene propiedades antiinflamatorias. Si se repite cada hora, hacia la mitad del día debería obtenerse alivio. También pueden añadirse unas pocas gotas de aceite esencial de limón a un quemador de aceite o a un jarro de agua caliente colocado cerca de un radiador o de otra fuente de calor. Esto continúa el efecto positivo del tratamiento entre una y otra aplicación. Se hace notar que el aceite esencial de limón no debería aplicarse a la piel.

En forma alternativa, prepare un té cargado con hojas de verbena fresca, empape un disco de algodón en el líquido y aplíquelo al lugar del dolor, ejerciendo una ligera presión. Repita cuando la primera compresa se haya enfriado y luego, cada hora hasta que el alivio sea manifiesto. El agua de hamamelis también puede calentarse y utilizarse del mismo modo; tiene un efecto ligeramente astringente sobre la piel, que puede ayudar en los casos de sensibilidad localizada.

El tipo de tratamiento que ofrece un osteópata craneal o un terapeuta craneosacral (véase página 36) puede ser muy efectivo, y en algunos casos el alivio llega a ser instantáneo.

OLOR CORPORAL

La piel actúa como un órgano de eliminación, de un modo similar a los riñones, y el simple acto de duplicar la cantidad de agua que se bebe tendrá un efecto positivo sobre cualquier olor corporal desagradable. No obstante, si el olor corporal es un problema recurrente, es probable que la dieta y la higiene necesiten una revisión. Lo que sale del cuerpo a través de los poros es un buen indicador de su estado interno, por lo que las aplicaciones cutáneas no son tan útiles como la limpieza y el apoyo al organismo como un todo. Cualesquiera sean los pasos que dé para mantener el cuerpo libre de toxinas, la limpieza de la piel y el refuerzo de los riñones resultarán provechosos.

Seguir una dieta de purificación de tres días (véase página 50) debería tener un efecto inmediato; esta dieta puede repetirse una vez al mes. Asegúrese de comer cinco porciones de fruta y/o hortalizas y verduras frescas cada día para ayudar a mantener el movimiento intestinal (véase también **Estreñimiento**). Beba al menos 1,5 litros de agua cada día, y sustituya el té y el café por una taza al día de té de milenrana, además de una combinación de café de diente de león y otras infusiones herbales. Los carnívoros suelen lograr buenos resultados si hacen una dieta vegetariana durante una semana, puesto que en su organismo pueden acumularse residuos, en particular si los animales no han sido criados orgánicamente. Si esto tiene una influencia notable, puede continuar comiendo carne como parte de su dieta regular, pero restringiendo su ingestión a tres veces a la semana, y asegurándose de comer animales criados orgánicamente y matados con métodos más humanitarios.

Para ayudar a la función de la piel, debería combinarse el cepillado diario de la piel seca (véase página 45), las fricciones semanales de sal (véase **Halitosis**) y la taza de vinagre de sidra de manzana añadida al agua del baño.

Por el contrario, es importante dejar de usar antitranspirantes y desodorantes comerciales mientras se sigue cualquier tipo de desintoxicación y tratamiento para el olor corporal desagradable. Si sigue las medidas descritas aquí, debería encontrar que el cuerpo responde con rapidez y quizá decida que ya no necesita usar tales productos con regularidad. Un ligero espolvoreo con harina de maíz, en lugar de hacerlo con un polvo de talco comercial, ayudará a secar la transpiración. Usar ropas limpias cada día, hechas de fibras naturales que dejen respirar a la piel, reducirá la formación de toxinas en la epidermis. Si hace mucho calor, o si se trabaja en lugares cerrados durante períodos prolongados, también ayudará depilarse o afeitarse el vello de las axilas.

Si el sudor abundante sigue siendo un problema, lávese las axilas y otras zonas donde se acumula la transpiración con agua caliente a la cual ha añadido una taza de vinagre de sidra de manzana. Esto puede hacerse dos veces al día y con gran rapidez regula cualquier funcionamiento excesivo de la piel, además de ayudar a prevenir el olor.

BAÑOS DE AIRE

Tomar cada día «baños de aire» al comienzo de la mañana y como parte de la rutina del baño, resultará sumamente provechoso y ayudará a prevenir el olor corporal. Todo lo que hay que hacer es dejar que el aire fresco procedente de una ventana abierta lave su cuerpo, del mismo modo que lo hace el agua de la ducha. A falta de brisa, cubra todo su cuerpo con movimientos de masaje enérgicos pero suaves, utilizando ambas manos, y estimule la sensación del aire sobre él. Esto sólo requiere unos minutos, aunque resulta maravilloso y deja la piel cálida y vivificada.

ORZUELOS

Estas protuberancias, que pican y tienen un aspecto desagradable, aparecen en el borde de los párpados y pueden ser causadas por bacterias, pero con un tratamiento rápido se ayuda a impedir que se extiendan.

El antiguo remedio rural era frotar el orzuelo con un objeto de oro, por lo general un anillo, y esto puede seguir siendo efectivo. Los métodos más modernos incluyen lavarse el ojo con una mezcla de tinturas de eufrasia y bardana (dos gotas de cada tintura en un pequeño vaso de agua) y asegurarse de que las principales rutas de eliminación estén funcionando bien. Resulta sorprendente cuántos orzuelos, y bultos y protuberancias en general, se producen a causa de un intestino congestionado (véase **Estreñimiento**).

Frotar el orzuelo con el filo de un trozo de raíz de malvavisco fresco aliviará la comezón.

PÉRDIDA DE CABELLO

(véase Alopecia)

PICADURAS DE INSECTOS E IRRITACIONES PROVOCADAS POR LA ORTIGA

Las hojas de romaza son un viejo remedio rural para las irritaciones provocadas por la ortiga y se dice que donde crece la ortiga, la romaza no debe de andar lejos. Otros remedios que se encuentran en abundancia son el bálsamo de limón y el plátano; las hojas de uno u otro calmarán la piel después de las picaduras de insectos. Tenga cuidado de lavarlas antes de usarlas, por si hubiesen estado expuestas a contaminantes y para minimizar el riesgo de transferir bacterias.

En casa, una rodaja de cebolla fresca brindará alivio instantáneo si se coloca en el lugar de una picadura. El vinagre diluido, de cualquier tipo, resulta útil para la picadura de avispa y también lo son las aplicaciones de bicarbonato de sodio diluido después de que una abeja ha clavado su aguijón. (Recuerde: vinagre para las avispas y bicarbonato para las abejas.)

Quemar salvia seca es un modo útil de disuadir a los insectos –a quienes parece disgustarles tanto el humo como la salvia en sí– y unas gotas de aceite esencial de lavanda añadidas al agua en un quemador de aceite tienen el mismo efecto. Este aceite esencial también puede añadirse a un aceite portador y aplicarse al cuerpo para desanimar a mosquitos y otros insectos voladores. Un modo fácil de hacer esto es empapar en el aceite un trozo pequeño de algodón y llevarlo con usted cuando salga; puede atárselo alrededor del cuello, de la muñeca o del tobillo, o simplemente llevarlo en un bolsillo.

Unas gotas de aceite esencial de lavanda diluido y aplicado a una picadura o irritación provocada por ortiga es notablemente calmante. Una mezcla de aceite de menta y de aceite de albahaca diluidos frotada sobre cualquier parte expuesta del cuerpo tiene fama de ejercer un notable efecto disuasorio y, si se produce una picadura mientras se está cubierto con esta mezcla, el dolor suele ser menos intenso. A muchos insectos voladores, en particular a los mosquitos, les desagrada el olor a ajo, y comer grandes cantidades de ajo puede resultar un disuasorio eficaz, pues éstos lo detectarán en la transpiración. Una vez más, frotar un diente de ajo sobre el lugar de la picadura de mosquito ayudará a reducir la hinchazón.

Varias plantas en crecimiento tienen efectos disuasorios sobre los insectos. Por ejemplo, se dice que las moscas son repelidas por la menta del agua de colonia, y que la mayoría de los jejenes y mosquitos lo son por las plantas de ajo y jengibre.

Los animales mascota suelen albergar insectos en su pelo. Para desanimar a la más persistente de las moscas sin hacer daño al animal, puede atársele al collar una tira de algodón que haya sido empapada con unas gotas de aceite esencial de poleo, diluidas en un aceite portador. Unas pocas bayas de enebro envueltas en un trozo de muselina pueden atarse del mismo modo o adherirse a un mueble. Los geranios tienen un efecto disuasorio sobre los piojos, y si éstos son un problema, el aceite esencial de esta planta resulta muy útil.

PIE DE ATLETA

Este estado es provocado por el crecimiento excesivo de un hongo (similar a las aftas), que puede resultar en una irritación intensa y conduce a zonas de piel agrietada y sangrante, lo cual posibilita el acceso de otras bacterias. Con mayor frecuencia se encuentran entre los dedos más pequeños de los pies, pero también pueden extenderse a otras zonas de éstos. Aunque en general adopta la forma de zonas de piel escamosa y seca que producen picor, también puede presentarse con episodios de abrasión y el consiguiente sangrado de poca importancia, causado principalmente por rascarse para aliviar la comezón.

Estos hongos se desarrollan en condiciones de calor y humedad, por lo que los pies que están envueltos en calcetines o medias y zapatos durante la mayor parte del día brindan el hogar perfecto. Los espacios entre los dedos más pequeños de los pies con frecuencia se pasan por alto al secarse y, en consecuencia, colocarlos en confines del calzado a los que no llega el aire es más bien como ponerlos en un invernadero.

Por supuesto, la mayoría de nosotros usa calzado y no todos tenemos pie de atleta, por lo que la predisposición individual también desempeña un papel. Los cambios en la dieta y la higiene de los pies pueden tener una gran influencia en la incidencia y en la gravedad de este estado. Permitir a los pies que respiren regularmente es algo de sentido común. Al final del día de trabajo, una buena higiene podal sería permitir algo de libertad a los pies (airearlos, si lo prefiere), en lugar de meterlos en pantuflas sin quitarse los calcetines. También es importante quitarse los zapatos siempre que sea posible y mover un poco los pies, al menos una vez al día. El mejor calzado es el que está hecho con fibras naturales que dejarán respirar a la piel, y tanto los zapatos como las medias y los calcetines deberían cambiarse cada día.

Los pies rara vez reciben mucha atención de nuestra parte y, en particular si pasamos gran parte de

229

nuestro tiempo entregados a actividades intelectuales, o no estamos en sintonía con nuestros cuerpos, la aparición de una dolencia menor como el pie de atleta puede ser un modo de atraer nuestra atención hacia la base, conectándonos con la tierra de algún modo. En forma alternativa, si estamos forzando nuestro cuerpo, tal vez a través de esperar un desempeño óptimo todo el tiempo o siguiendo una rigurosa rutina de entrenamiento, puede ser un modo de recordarnos que necesitamos extender el cuidado y la comodidad a todas las partes de nosotros mismos.

Si sufre de episodios recurrentes de pie de atleta, eliminar de la dieta el azúcar y la levadura es una buena medida protectora a largo plazo. Estos alimentos deberían evitarse durante al menos tres semanas y luego reintroducirse poco a poco. También deberían evitarse los champiñones u otras micoproteínas. Eliminar el azúcar quiere decir no sólo el azúcar blanco, refinado, sino también la miel, los jarabes azucarados, los jugos de fruta y la fruta deshidratada. La fruta fresca puede comerse, porque el azúcar contenido dentro de las paredes celulares se libera en el organismo muy lentamente. Empero, para reducir el contenido de levadura, la fruta debería lavarse bien o pelarse.

Evitar la levadura supone leer las etiquetas de todos los alimentos, porque puede encontrarse no sólo en el pan, sino también en las bebidas alcohólicas, en muchos bollos, cubos de caldo de ternera, comidas preparadas, patés vegetales y pastas para untar.

Como precaución general contra el pie de atleta, asegúrese de secarse los pies cuidadosamente después de cada lavado y de cambiarse el calzado al menos una vez al día. Utilice polvo de amaranto o harina de maíz para espolvorearse los pies después de lavárselos, en lugar de polvos de talco comerciales. Los primeros son mejores para el cuerpo, no son tóxicos y no irritarán los bronquios. Conceda a los pies períodos prolongados de libertad del calzado, dándoles «baños de aire».

Si el estado es de sequedad y escamas, cubrir la zona afectada con miel brinda una alternativa al medio de crecimiento del hongo. Aunque pueda parecer extraño esto de eliminar el azúcar de la dieta y luego aplicarlo localmente, este remedio es sumamente efectivo, aunque un poco sucio. Aplique una capa gruesa de miel a la zona y cubra con un calcetín de algodón. Para esto, es mejor la miel espesa, porque no se escurre tanto. Es fácil aplicarla antes de acostarse, pero si es posible también debería hacerse por la mañana, a fin de que los pies estén cubiertos de miel durante períodos prolongados de tiempo. Si hace esto dos veces diarias, al cabo de tres días deberían apreciarse resultados positivos.

El remedio más extraño, aunque sumamente efectivo, es orinarse en los pies. (A los hombres les resulta más fácil que a las mujeres, pero también tienen más probabilidades de sufrir este estado.) Yo encuentro que el modo más fácil de hacer esto, para ambos sexos, es cuando se está de pie en la bañera o en la ducha. Simplemente, hay que orinar sobre los pies y dejarlos secar naturalmente antes de enjuagarlos con agua caliente. Si esto resulta difícil, puede orinar en un recipiente y luego verter el contenido sobre los pies mientras se halla de pie en la bañera.

Si la piel está muy agrietada y sangra, añada dos tazas de vinagre de sidra de manzana a un baño de pies tibio y remójese los pies en esta preparación al menos dos veces al día. Séquese los pies cuidadosamente, usando algodón, si es necesario, para llegar bien a los espacios entre los dedos más pequeños. Una vez secos, prepare una solución de dos gotas de aceite de árbol del té en una cucharada sopera de agua. Con esta solución, empape un trozo de algodón y aplíquelo a los puntos doloridos; puede escocer un poco. Deje que los pies se sequen naturalmente y pase descalzo tanto tiempo como le sea posible. Una vez que la piel haya empezado a curarse, comience con el tratamiento de la miel y la orina.

Una alternativa al baño de vinagre es mezclar 25 g de cada una de las siguientes hierbas deshidratadas: salvia, trébol rojo, agrimonia y caléndula, y cubrir con 1,2 litros de agua hirviendo. Deje reposar durante cinco minutos y luego cuele el líquido vertiéndolo en un baño de pies. Complete con agua caliente y añada un chorro de vinagre de sidra de manzana. Ponga los pies en remojo hasta que el agua se enfríe. Esto puede repetirse cada noche hasta que desaparezcan los hongos.

Si los hongos se han extendido a otras zonas del cuerpo, es importante consultar a un naturópata o médico de cabecera naturista; quizá necesite introducir más cambios en su dieta o tal vez deba emprender un tratamiento más sistemático. También vale la pena confirmar que no es alguna otra forma de dolencia cutánea (véase **Eczema**, por ejemplo).

PROBLEMAS MENSTRUALES

Los períodos menstruales dolorosos son tan comunes, que mis pacientes suelen tener que ser incitadas a mencionarlos como una dolencia, en lugar de aceptarlos como algo corriente. Esto no es cierto. Si hay dolores, es porque algo anda mal. Los médicos que han encontrado mis pacientes (tanto mujeres como hombres) parecen creer que el dolor en el cuerpo indica un problema, a menos que esté relacionado con la menstruación, en cuyo caso lo consideran normal. He sabido de mujeres que sufren desmayos cada mes debido al dolor de sus períodos y aun así se les dice que esto es muy normal. Mentira.

Tampoco es normal tener que depender de fuertes calmantes durante cuatro o cinco días cada mes para poder funcionar de manera adecuada.

Si sus períodos menstruales son siempre dolorosos, por favor consulte a un naturópata o a un médico de cabecera naturista, que le ayudará a hacer algo al respecto. Si su médico de cabecera no lo hace, entonces consulte a otro.

Los síntomas pueden aliviarse por medio de una serie de modos naturales. Muchas mujeres encuentran un alivio espectacular de una variedad de problemas simplemente cambiando los tampones por protección externa. Las hierbas, un tradicional «método de mujeres», logran un éxito merecido en el tratamiento de los estados menstruales. Partes iguales de pie de león deshidratado y de milenrana deshidratada hacen un té maravillosamente efectivo, que puede tomarse una vez al día. Cubra las hierbas con agua hirviendo, deje reposar durante unos 30 segundos y luego cuele el líquido. Beba el té a sorbos lentos, asegurándose de terminarlo antes de que se enfríe. Este té alivia los dolores menstruales y puede tomarse diariamente, debiendo comenzar de seis a siete días antes del período y dejándolo cuando llegue. También ayudará a hacer su ciclo más regular, por lo que es útil cuando las reglas se retiran, son escasas o irregulares. Beber cada día una taza del agua en el que se han hervido judías verdes también ayudará a limpiar la zona pélvica.

La inclusión de grandes cantidades de cebolla y perejil crudo en la dieta ayudará a regular el ciclo, y tendrá un efecto de limpieza y purificador. Las sales de tisú de Mag. Phos. y de Nat. Mur. pueden ayudar a regular el ciclo y a reducir la tensión premenstrual y la retención de líquido. Tomar 0,3 ml. de tintura de mirra recién preparada (si se tolera) dos veces al día tendrá un rápido efecto regulador sobre el equilibrio del líquido. El remedio homeopático Rhus. Tox. sirve para aliviar el dolor, y complementarlo con sílice mineral puede ayudar a regular cualquier anormalidad menstrual. Ambos tienen un efecto a largo plazo y al cabo de unos meses se apreciarán sus resultados.

El tratamiento más efectivo que he encontrado es hacer ayuno o seguir una dieta de alimentos crudos durante tres días en la época de la ovulación. Comience la dieta diez días después del primer día de su última regla. Esto parece reducir los problemas cuando llega el período. Cuando hace frío, parece funcionar mejor una dieta de tres días de arroz integral y remolacha, o una monodieta de uvas, que una a base únicamente de alimentos crudos, que resulta más adecuada para la primavera, el verano y los días más cálidos del otoño. Cuando se siga cualquiera de estas dietas, para ayudar a templar el cuerpo se recomienda beber abundante agua caliente, a la que se habrá añadido un poco de raíz de jengibre fresco.

El masaje alrededor del ombligo resulta muy calmante y puede ayudar a aliviar el dolor; también estimulará el flujo si las reglas son irregulares. Con el pulgar o los tres dedos medios muy juntos, dése masajes en la zona en torno al ombligo, con movimientos circulares, muy lentos y profundos. No tema presionar profundamente; siempre y cuando lo haga con movimientos lentos, la sensación debería ser sumamente agradable y brindar un gran alivio en caso de que haya dolor. Complete una serie de círculos alrededor del ombligo y luego describa círculos cada vez más amplios ejerciendo una presión progresivamente menor, pero siempre en forma lenta y cuidada, hasta cubrir gran parte del abdomen. Usted será capaz de estimar el grado de presión que le hace bien. Como regla general, la zona más cercana al ombligo puede soportar una presión firme, en la medida en que se aplique lenta y cuidadosamente; a partir de este punto, la presión debe ser menor.

Son varios los aceites esenciales que pueden ayudar en esta época. Añadir unas gotas de lavanda y geranio a una base de aceite de almendra, de soja o de sésamo puro sin tostar para masajear alrededor del ombligo realzará el efecto calmante. Quemar aceite de «howood» en un quemador de aceite reducirá la congestión pélvica, mientras que unas gotas de salvia escarea añadidas a un quemador o utilizadas en dilución en un aceite de masaje, tendrán un efecto positivo general. Es mejor utilizar este aceite a la hora de acostarse o durante un período de relajación, y no debería emplearse antes de conducir u operar cualquier maquinaria.

Hay una variedad de ejercicios y posturas útiles, en particular aquellos que inclinan el ángulo del útero. El más simple consiste en acostarse sobre una tabla inclinada. Asimismo, puede levantar las manos y las rodillas y flexionar los codos, de modo que el pecho caiga lentamente hacia el suelo. Volviendo la cabeza hacia un lado, puede liberar los brazos y dejarlos donde le resulte más cómodo. Esencialmente, lo que está haciendo es levantar el trasero hacia el aire, y cuanto más tiempo permanezca en esta posición más probable será que se libere del dolor. Debería experimentar alivio con bastante rapidez, por lo que esto no supone ninguna penuria. También podría experimentar con inclinar el ángulo de la pelvis de otros modos: apoyándola sobre cojines cuando está acostada o adaptando el ángulo de su silla.

Hacer un bocadillo de la pelvis entre dos botellas de agua caliente, y mantener toda esa zona caliente y bien cubierta, ayudará a mantener constante el flujo de sangre y a brindar alivio. Caminar es un buen ejercicio para aliviar los dolores menstruales, como lo es cualquier acción suave y rítmica que pueda hacer con la pelvis. El sexo es una ayuda maravillosa para las reglas, pues los orgasmos regulares ayudan a tonificar los músculos pélvicos y a regular el ciclo. La liberación de energía de esta manera también puede aliviar la tensión premenstrual.

Nuestra actitud hacia la menstruación es muy importante. Mientras siga considerándose como algo negativo –dolorosa, sucia o vergonzante, y algo de lo que no debe hablarse en una conversación educada– no debe sorprender que sea un acontecimiento desagradable o penoso. Este período podría ser una celebración regular de nuestra conexión con la naturaleza y con el ciclo de la vida; un período de regocijo en la intuición realzada y en el poder personal acrecentado; un período para replegarse hacia las profundidades internas de una en busca de regeneración y renovación; un período receptivo para nosotras mismas, en lugar de ser la fuente de entrega para los demás continuamente. Toda forma de ritual que refuerce este aspecto positivo, desde darse un masaje hasta entregarse a un retiro silencioso, ayudará a asegurar que la menstruación sea una etapa positiva y alegre, tanto física como emocionalmente.

PRURITO

En realidad, esto no significa más que picor, pero en general se utiliza para referirse a escozor en la zona genital. El picor anal responderá bien a la estimulación del punto de energía correspondiente en el sistema del meridiano del cuerpo. Dibuje una línea imaginaria desde la parte superior de cada oreja directamente hasta la coronilla, de modo que llegue a un punto en el centro del cuero cabelludo. Un masaje circular, lento, suave y profundo, en este punto detendrá el picor y también ayudará a prevenir el dolor y las almorranas. Funciona a los pocos minutos y puede repe-

tirse con tanta frecuencia como se produzca la comezón. Yo considero que es mejor masajear con movimientos circulares en el sentido de las agujas del reloj,
pero si en su caso le va mejor en el sentido contrario,
hágalo.

Si el picor anal sólo le afecta durante la noche, ve-
rifique en busca de parásitos. El modo más fácil de
hacer esto es pegarse una pequeña tira de cinta auto-
adhesiva sobre el ano antes de irse a dormir. Si los parásitos son los responsables del picor, la prueba estará
allí sobre la cinta por la mañana. Cualquier infesta-
ción como ésta se trata mejor con la ayuda de un naturópata o médico de cabecera naturista, pero reducir la
ingestión de azúcar y levadura y comer más ajo fresco
son buenas reglas generales que deberían influir con
mucha rapidez.

El picor genital asociado a hongos vaginales responderá bien a baños regulares en agua caliente, a la
cual se han añadido cinco gotas de tintura de mirra
(véase **Aftas y hongos vaginales**).

La ropa ajustada de fibra sintética sólo exacerbará
este estado, por lo que debe usarse ropa interior de algodón (o ninguna, toda vez que sea posible) y medias
en vez de pantis.

Este trastorno crónico de la piel puede resultar sumamente doloroso y angustiante. El estado de la piel es
un reflejo de la salud interna y la psoriasis suele aso-
ciarse con el adelgazamiento de la pared intestinal.
Por consiguiente, la dieta es el primer enfoque cuando
se trata de cambiar este estado persistente.

Quienes padecen de psoriasis suelen tener dificultades para digerir las grasas saturadas, además de
otros problemas, como un funcionamiento insuficiente del hígado y de los riñones. Debido a esto, el exceso
de productos animales en la dieta puede contribuir a
agravar el estado. La eliminación deficiente también
es un problema común, y uno de los modos más efectivos de tratar esto es el ayuno prolongado y las mono-
dietas de jugo de hortalizas y verduras. Estas medidas
sólo deberían emprenderse con el consejo y el apoyo
de un naturópata o médico de cabecera naturista.

Además de productos animales, excluya de su dieta los frutos cítricos, las grasas hidrogenadas, el trigo,
la levadura, el azúcar y los alimentos refinados, y con
ello debería apreciarse una mejora en su estado. Los
alimentos específicos que puede añadir a su dieta incluyen vegetales marinos, aceite de oliva (aproximadamente una cucharada sopera cada día) y al menos

una comida diaria a base de ensalada cruda. También ayudarán los complementos de 3 g diarios de vitamina C con bioflavonoides y vitamina E, comenzando con 100 ui. cada día y aumentando la cantidad cada tres días hasta unas 1.000 ui., además de una dosis mínima de 500 ui. de vitamina Z.

Los movimientos intestinales regulares son absolutamente esenciales y debe tenerse cuidado de que ninguno de los canales de eliminación sufra algún deterioro. Aplicar una compresa de aceite de castor al abdomen cada noche es particularmente calmante y ayudará a asegurar un movimiento intestinal a la mañana siguiente.

COMPRESA DE ACEITE DE CASTOR

Empape un gran trozo de algodón en aceite de castor y colóquelo en una cazuela. Caliéntelo a fuego moderado, luego pliéguelo y póngalo sobre el lado derecho del abdomen, cubriéndolo desde la costilla inferior hacia abajo hasta la parte superior del hueso púbico. Debería estar lo más caliente que pueda soportar, y tiene que permanecer en el lugar durante cuarenta y cinco minutos al menos y no más de noventa minutos. Para mantener el calor, cubra la compresa con una bolsa de plástico y póngase encima una botella de agua caliente, o en-vuélvase con mantas o un edredón. Después de quitar la compresa, lave la piel con agua caliente a la que se ha añadido una pizca de bicarbonato de soda (aproxima-damente una cucharadita de té a 1,2 litros de agua).

La buena salud intestinal hará más fácil el trabajo del hígado, ayudando a acelerar el proceso de desinto-xicación del organismo. Para contribuir a ello, beba un vaso de jugo de remolacha cruda cada día o coma una porción de remolacha cruda fresca, y beba una taza de café de diente de león. El café de diente de león pue-de beberse solo como un sustituto del café, pero limite la cantidad de leche que le añade y si quiere endulzar-lo, utilice miel. Para ayudar al hígado, también puede tomarse un complemento de arzolla o cardo lechero; comience con la dosis mínima indicada en el envase y tómelo durante tres días, descansando al cuarto. Re-pita esto durante dos semanas y luego pase a la dosis regular recomendada.

Tomar 10 ml. de jugo de preserva o cuajaleche (amor de hortelano) fresca cada día, junto con una taza de té cargado de trébol rojo o de los prados ayudará a reducir la producción celular. La psoriasis indica que hay un exceso de producción de algunas células cutáneas, aunque no logran madurar hasta convertirse en queratina normal. La combinación de preserva/trébol rojo debería posponer este efecto el tiempo suficiente como para que se afiancen otras medidas, como la limpieza del intestino.

Todas las actividades que favorezcan al sistema linfático darán buenos resultados. Las compresas con agua fría (véase **Mala circulación**), los baños de aire (véase **Olor corporal**), los baños de sol y el cepillado de la piel seca (véase página 45), ayudarán enormemente y deberían realizarse con tanta regularidad como sea posible. Añadir una taza de vinagre de sidra al agua del baño y evitar el jabón contribuirá al equilibrio del pH de la piel. Un agente purificador alternativo, que también es muy calmante y tiene un gran valor terapéutico, consiste en preparar una mezcla con un puñado de harina de avena y una pizca de raíz de malvavisco, envolverla en un pañuelo de algodón y luego atarla al grifo de agua caliente mientras se llena la bañera. Deje la bolsa dentro del agua del baño y disfrute.

Las hojas de plátano fresco deberían aplicarse directamente a las lesiones cutáneas más persistentes, pues son sumamente calmantes. Si no pueden conseguirse las hojas, puede usarse en cambio aceite de plátano. También puede aplicarse aceite de sésamo puro sin tostar, mezclado con unas gotas de celidonia fresca o jugo de malva. Esto puede emplearse para cubrir grandes zonas de piel, y es calmante y curativo a la vez.

QUEMADURAS

Si la quemadura es profunda, cubre una zona grande, afecta al rostro o a otras zonas sensibles, o es el resultado del contacto con electricidad o sustancias químicas, entonces busque de inmediato atención médica. Recuerde que si se aplica sebo o grasa a una quemadura, la piel continuará cociéndose. Es casi como poner una patata en aceite caliente.

Las quemaduras más pequeñas, como las que se producen cocinando o por fricción (por ejemplo, el roce de una cuerda) son fáciles de tratar. La aplicación a la zona de unas gotas de Remedio de Rescate del doctor Bach o de un poco de crema de Remedio Rescate, repitiendo tres veces con intervalos de cinco minutos, eliminará pronto cualquier molestia persistente. Si la quemadura es más grande, quizá necesite enfriarla sumergiéndola en agua fría antes de aplicar cualquier otro tratamiento. La manera más fácil de hacer esto es colocar la zona afectada debajo de un grifo de agua fría, aunque sumergirla en un recipiente con cubitos de hielo es un modo notablemente efectivo de reducir la posibilidad de formación de ampollas.

Existe una cura mágica para las quemaduras tomada de una técnica de ayuda y autoayuda que permite a los no-profesionales trabajar con otras personas. El soporte principal de las enseñanzas es que el dolor lo provocan los sentimientos reprimidos. Extender esto a los síntomas físicos puede parecer como un acto de fe, pero contribuye a una cura verdaderamente efectiva. Recomendaría utilizar esta técnica sólo para quemaduras pequeñas, porque no hay que enfriar la zona primero, algo que resulta necesario cuando la quemadura es grande.

Llene una jofaina con agua caliente –pruebe con la mano que no esté demasiado caliente– e introduzca en ella la zona quemada. Lo que suele suceder es que la zona quemada comienza a escocer y al cabo de unos segundos el dolor se intensifica hasta hacerle sentir deseos de dar alaridos, maldecir o llorar. Exprese ese dolor del modo que le parezca apropiado (yo suelo gritar «ou, ou, ou», junto con unas imprecaciones y unos golpes en el suelo con los pies) y al cabo de unos segundos la sensación de quemazón comienza a remitir. Mantenga la zona quemada en el agua hasta que haya dejado de molestar –en general, esto dura unos minutos– y luego sáquela. Apenas se notará más blanda al tacto, como si los días anticipados de molestia se hubiesen amortiguado a los pocos segundos de dolor bajo el agua y entonces fuese posible olvidarse de la quemadura. Si quita del agua la zona afectada antes de sentirla completamente normal, los efectos positivos no son tan notorios y perdurará una leve sensibilidad, pero no será tan intensa como el dolor que podría llegar a sentir.

Si una quemadura no es tratada y se forman ampollas, no debe procederse a reventarlas, pues esto puede permitir que la zona se infecte. Si, no obstante, una ampolla se revienta sola, o si después de una quemadura queda una cicatriz, la siguiente cataplasma tiene fuertes cualidades regeneradoras de la piel:

Forme una pasta con dos cucharadas soperas de raíz de consuelda en polvo, una cucharadita de miel líquida y una cucharadita de aceite de germen de trigo prensado frío. Aplique la pasta a la quemadura y cúbrala con una gasa ligera o una hoja de plátano. Deje la compresa en el lugar y añada una preparación fresca cada día. A medida que la piel vaya curándose, las sucesivas cataplasmas no parecerán «cogerse» tan bien, o no se adherirán a la piel. Cuando suceda esto, una pequeña cantidad de gel de áloe frotada en el lugar de la quemadura cada día continuará el proceso curativo. He visto algunos resultados particularmente buenos gracias a este tratamiento, conduciendo a menudo a la regeneración completa de pequeñas zonas de tejido con cicatrices.

Si la quemadura es pequeña, puede aplicarse vitamina E para ayudar a la curación, pero hay que asegurarse de que primero la zona se haya enfriado por completo. El modo más fácil de aplicar esto a una zona pequeña es perforar una cápsula de vitamina E para uso interno y cubrir suavemente la quemadura con ella. Esto puede repetirse tan a menudo como haga falta. La vitamina E también puede tomarse internamente durante una semana o hasta que la quemadura esté completamente curada.

La vitamina C también puede usarse externamente para cubrir la zona de la quemadura, y suele ser mejor preparar una solución con agua y rociar con ella la zona. La vitamina C en polvo es lo más adecuado para esto. Este tratamiento puede alternarse con aplicaciones de vitamina E. La vitamina C también debería tomarse internamente en grandes dosis: hasta 1 g cada una o tres horas, luego tres veces al día durante 3-5 días. Esta maravillosa vitamina ayudará a reducir el dolor y también acelerará los propios procesos curativos del cuerpo, reducirá el riesgo de infección y ayudará a disminuir cualquier hinchazón localizada.

Si se quema la lengua o el interior de la boca con comidas o bebidas calientes, beba un vaso pequeño de leche entera tan pronto como le sea posible, manteniéndola en la boca durante un momento y con ello se reducirán muchísimo cualquier molestia o ampollas.

QUEMADURAS DE SOL

Los riesgos potenciales de los baños de sol han llegado a conocerse mejor y, afortunadamente, en la actualidad se ven menos quemaduras de sol que hace cinco años. Con el daño que continúa haciéndose a la capa de ozono, el peligro potencial de quemaduras está presente a lo largo de todos los meses de verano y cada vez más en otras épocas del año. Quienes vivimos en climas más templados solíamos sentirnos seguros bajo el suave sol de primavera o de finales de otoño, pero ya no es éste el caso y la protección es un imperativo cada vez que nos expongamos al sol.

Si tiene sospecha de sufrir una insolación, debe buscarse ayuda médica de inmediato. Las compresas húmedas frías aplicadas a la parte trasera del cuello y sobre la frente deberían servir de ayuda mientras se busca asistencia. Si se añaden dos gotas de aceite esencial de lavanda, ello calmará y aliviará a la persona afectada, y dos gotas de aceite esencial de hierbaluisa servirán para reanimarla en caso de que exista la posibilidad de un desmayo.

La quemadura de sol puede tratarse utilizando cualquiera de las medidas que se han descrito para las **Quemaduras**. Hay que prestar particular atención a toda pérdida de líquido, por lo que deben tomarse frecuentes tragos de agua o jugo de fruta muy diluido.

Si tiene una planta de áloe, corte una hoja y aplique a la zona afectada el espeso gel calmante que rezuma. El jugo de áloe (que se vende envasado) también puede rociarse sobre todo el cuerpo a intervalos regulares (hasta cinco veces al día) y es particularmente calmante si se mantiene refrigerado.

BAÑO DE VINAGRE

Un baño de vinagre es una excelente medida para la quemadura de sol, que calma casi de inmediato. Lo descubrí por primera vez mientras estaba de vacaciones en Gibraltar.

Vierta una taza de vinagre de sidra de manzana (en su defecto, puede utilizar vinagre de malta) en un recipiente de agua tibia y aplique la solución con una esponja sobre la zona afectada o por todo el cuerpo. Estruje la esponja ligeramente encima de la piel, a fin de no ejercer ninguna presión sobre la epidermis y de que el líquido pueda escurrirse suavemente por el cuerpo. Lo mejor es aplicar esto tan pronto como se advierta la quemadura de sol, pero tendrá efecto en cualquier momento.

Para las quemaduras de sol localizadas en pequeñas zonas del cuerpo, como el rostro o los pies, un antiguo remedio popular alemán consiste en poner un par tomates en la nevera hasta que estén bien fríos, luego cortarlos en rodajas finas y colocarlos sobre la parte afectada. Es curioso, pero funciona.

RESACA

Parece haber una multitud de curas potenciales para la resaca, que van desde «cogerse otra borrachera» hasta tomar duchas frías. Cada persona encontrará la que funcione mejor en su caso, pero hay una teoría de que proteína, calcio y vitamina C constituyen la combinación más provechosa.

Después de beber alcohol, ingiera abundante agua antes de irse a la cama. Por la mañana, tome una tableta de vitamina C soluble al despertarse, seguida de un buen desayuno, preferiblemente que contenga proteína, calcio y vitamina C. Si esto le parece más una comida que un desayuno, no se preocupe; el proceso de comer algo tendrá un efecto positivo sobre su organismo. El jugo de remolacha fresca es un maravilloso tonificador del hígado y, de lejos, lo mejor para beber. Puede prepararlo con gran facilidad si tiene una licuadora y también es posible comprarlo en tiendas de alimentos naturales. Si tiene un exprimidor, trate de añadir una hojas de lechuga o diente de león para obtener más clorofila.

Si consigue preparar este «cóctel matinal», ciertamente logrará despejar su mente. Mezcle una taza de jugo de piña y pomelo, batido con media taza de yogur de cabra o de oveja, agregue 1 g de vitamina C en polvo y luego llene con media taza de agua mineral con gas.

Un jarro grande de limonada es algo estupendo para comenzar el día, con independencia de lo que haya sucedido la noche anterior, debido a su positivo efecto alcalinizante sobre el organismo. Coloque una generosa cantidad de jugo de limón y un par de rodajas de limón en un jarro, cubra con agua fría (esto impide que la vitamina C se oxide) y luego complete con agua hirviendo. Asegúrese de que el limón sea de cultivo orgánico, o al menos que no haya sido encerado.

RESFRIADOS

El resfriado común, considerado convencionalmente como el resultado de un virus, también puede contemplarse como una crisis de curación. Los síntomas de nariz que gotea, estornudos y dolor de garganta pueden ser el modo que tiene el cuerpo de eliminar toxinas. El cuerpo dispone de varias rutas de eliminación, una de las cuales es la de las membranas mucosas, por lo que desarrollamos mucosidad que irrita a la garganta, a la nariz y a la zona de los senos; ello se traduce en dolor de garganta y de cabeza. Por supuesto, algunos resfriados son la respuesta del cuerpo a un virus y nuevamente producimos mucosidad extra para ayudar a proteger de más ataques a las vías respiratorias, el lugar por donde entran los virus.

Cuando cogemos un resfriado, normalmente el apetito desaparece y las papilas gustativas y el sentido del olfato no funcionan de manera adecuada, por lo que no gozamos de la satisfacción que solemos experimentar comiendo. Lo natural a hacer en estos casos es seguir lo que nos indica el cuerpo y comer lo mínimo. El viejo adagio «Alimentar a un resfriado y matar de hambre a la fiebre» realmente significa que, si alimenta a un resfriado, bien puede tener que matar de hambre a la fiebre. Es decir, que si no ayuda a los simples intentos del cuerpo de purificarse, puede quedar tan fuera de combate que ya no tendrá ninguna opción.

Propiciar una simple dieta de purificación (véase página 50) al primer signo de un resfriado es uno de los mejores modos de apoyar los esfuerzos del cuerpo para encontrar su propio equilibrio. Como norma general, toda vez que sienta hambre tome mucho líquido e ingiera pequeños tentempiés a base de alimentos crudos en los meses de verano, u hortalizas y verduras en sopa o cocidas al vapor y arroz durante el invierno. También podría apetecerle probar la dieta de purificación de tres días que se indica en la página 50.

Hay personas que parecen no tener nunca resfriados, mientras que otras los sufren con mucha frecuencia. Esto plantea la cuestión de nuestra propia inmunidad natural. Cuando el cuerpo funciona bien y recibe el descanso, el ejercicio y la nutrición adecuados, el sistema inmunológico puede funcionar en su estado óptimo. A menudo, la manifestación de los síntomas de un resfriado o de un problema de salud insignificante, pero debilitador, es el único modo que tiene una persona de obtener el descanso que necesita. En nuestras vidas ajetreadas, colmadas de estrés, a veces necesitamos la excusa de la enfermedad con el objeto de disponer de tiempo libre, y permitirnos el descanso y la relajación que son esenciales para una vida sana.

Los factores ambientales también tienen su importancia. Si pasamos mucho tiempo en una atmósfera seca, calefaccionada centralmente, la humedad natural de las membranas de las mucosas puede resecarse, limitando nuestra capacidad de rechazar cualquier organismo invasor. Esto también puede tener un efecto de reacción aguda al estimular al cuerpo a producir mucosidad adicional para mantener los niveles de humedad. Un modo efectivo de combatir esto es aplicar una gota de aceite de sésamo puro sin tostar o una fina capa de vaselina a cada fosa nasal.

El mundo natural también influye sobre nuestro cuerpo y no es infrecuente que las personas perfectamente sanas cojan resfriados cada año con el cambio de estación, en particular en otoño y primavera. Éstas son épocas en que nuestros cuerpos cambian de ropa y puede ser que haga falta un período de descanso o de desintoxicación para facilitar esa transición. En este caso, un resfriado es realmente el esfuerzo del cuerpo en la limpieza de primavera, y todo lo que hagamos para apoyar esos esfuerzos puede tener un efecto positivo que realce la salud. Toda vez que oigo a alguien decir que nunca se resfría, me preocupa el hecho de que sus mecanismos internos de autorregulación puedan no estar funcionando en estado óptimo. Puede suceder que estén demasiado desequilibrados para manifestar un resfriado y, si éste es el caso, entonces el sistema inmunológico, y su vitalidad, podrían necesitar un refuerzo (véase el capítulo sobre **Cómo fomentar la salud**).

Por consiguiente, parece que, por la razón que sea, los resfriados son una cuestión vital. Los esfuerzos para impedirlos compensan mucho más que las acciones para aliviarlos, aunque los métodos naturales descritos aquí para la cura y la prevención servirán para realzar la salud general, más que para suprimir los síntomas. Si está en buenas condiciones físicas, es menos probable que sufra de dolencias de menor importancia. La mejor prevención es asegurarse una dieta buena y variada, que permita deleites y períodos de comida sencilla, descansando lo suficiente y realizando alguna forma de ejercicio que le resulte placentera.

A menudo podemos percibir las primeras etapas de un resfriado y éste es el momento de tomar abun-

dante líquido y de descansar mucho. Una tarde relajada, 1 g de vitamina C y acostarse temprano por la noche puede servir para atajarlo. Si hay muchas personas resfriadas a su alrededor, o si se siente ligeramente
bajo de defensas, repetir este tratamiento puede asegurar una buena salud continuada a lo largo de la epi-
demia.

Si el resfriado se desarrolla, cambie a una dieta
simple con abundante líquido y tome 1 g de vitamina C tres veces al día. Si esto no es posible, evite al
menos los alimentos que forman mucosidad: todos los
productos lácteos, el trigo, la levadura y el azúcar refi-
nada. Para algunas personas, la fruta puede ser forma-
dora de mucosidad; por lo general, coma frutas que
hayan sido peladas o estén bien lavadas para evitar la
levadura adicional presente en la piel (¿sabía que es
la levadura la que confiere a las uvas su pelusilla?).
Tome un complemento vitamínico y mineral que contenga vitamina A y cinc. Una taza de jengibre y coriandro bebida dos veces al día también debería ayudar (véase página 258). Esto contribuye a mantener la
sensación de calor interior, aumenta la eliminación a
través de la piel y de los riñones, eliminando parte de
la presión sobre las membranas de las mucosas, y ayuda a reducir el riesgo de problemas respiratorios.

BEBIDA DE JENGIBRE Y CORIANDRO

Coja un trozo de raíz de jengibre fresco de unos 5 cm de largo y pélelo. Córtelo en trocitos y póngalos en una cacerola antiadherente, que no sea de aluminio. Añada una cucharada sopera de semillas de coriandro y dos jarros de agua, y lleve a ebullición. Reduzca el fuego y cueza durante 15-20 minutos, luego cuele y reserve el líquido. Puede endulzarse con miel para darle sabor, aunque es bastante delicioso solo. Bébase tan a menudo como se desee o dos veces al día, como mínimo.

REMEDIO IRLANDÉS PARA EL RESFRIADO

Este remedio tradicional procede de la costa oeste de Irlanda, donde saben algo de resfriados y humedad. Aunque contradice el consejo dietético de evitar los productos lácteos, e incluye azúcar y alcohol, funciona notablemente bien y es muy sabroso.

6 huevos frescos
jugo de 8-10 limones

258

2 cucharadas soperas de azúcar moreno
2 medidas grandes de brandy o whisky

Mezclar los huevos batidos, el jugo de limón y el azúcar moreno y luego colar en una jarra. Volver a mezclar y agregar el brandy o whisky. Colocar en una botella y conservar en la nevera toda la noche. Agitar bien la botella y tomar un vaso pequeño por la mañana al levantarse.

Esta cantidad es suficiente para varios días y el alcohol mantendrá la mezcla fresca hasta que se haya terminado. A las mujeres embarazadas se les aconseja tener mucho cuidado si eligen comer o beber algo que contenga huevos sin cocer.

REUMATISMO

(véase Artritis)

SABAÑONES

Los sabañones son una inflamación de las extremidades, tales como los dedos de las manos y de los pies, y las orejas, que puede ser causada por una exposición prolongada al frío, así como por problemas circulatorios. Un tratamiento sumamente efectivo consiste en un emplasto con raíz de rábano picante recién rallado. También da resultado bañar la zona afectada con agua en la que se ha hervido un apio. Ambos tratamientos pueden utilizarse diariamente.

La mejor cura que conozco es orinar sobre los sabañones al menos una vez al día, pero tres veces es más efectivo. La orina de la primera o segunda micción del día es la más potente. Después de este tratamiento, la molestia se calma a los pocos días y los sabañones tienden a desaparecer de la noche a la mañana. Es algo curioso, pero orinar sobre los pies de uno parece ser la mejor cura para toda clase de dolencias podales. Es algo fácil de hacer parado en la bañera o en la ducha. También puede recoger la orina en un recipiente y luego verterla sobre la zona afectada cuando sea necesario.

Los tratamientos alternativos incluyen pintar los sabañones con jugo de ajo crudo o con jugo de ortiga, al menos dos veces al día, y beber una taza de té de ortiga cada día. También pueden obtenerse buenos resultados cubriendo la zona con una cataplasma de patata cruda rallada. Esta compresa puede mantenerse en el lugar hasta tres horas o durante toda la noche, y repetirse con tanta frecuencia como haga falta.

Cualquier medida que mejore la circulación (véase **Mala circulación**) y fortalezca el cuerpo ayudará a reducir la incidencia de los sabañones. Se recomienda una dieta con alto contenido de vitamina C y fibra, y baja en grasas, combinada con ejercicio y un apoyo regular al sistema linfático (véase el capítulo sobre «Cómo fomentar la salud»).

SHOCK

El *shock* puede causar dificultades indecibles, porque es un modo de reaccionar ante acontecimientos o lesiones replegándonos en lo profundo de nosotros mismos, y retirando la energía de una zona o de la mayor parte del cuerpo. El mejor tratamiento inicial para el *shock* es tener cerca a alguien en quien poder apoyarse. Un abrazo prolongado y cálido de alguien que se preocupe por usted le ayudará a mantener la sensación de permanecer en su cuerpo. El calor físico y la ayuda emocional son igualmente importantes.

Si está solo, respirar en la zona que sido dañada o, si es algo más general, respirar en su principal centro de energía, debajo del ombligo, tendrá un efecto similar. Es útil reforzar esto con el contacto de otra persona tan pronto como sea posible. Mientras tanto, cierre los ojos y sienta su respiración y la energía vital que contiene llegando hasta el centro de su cuerpo, calentándolo. Respire hondo, absorbiendo con cada aspiración tanta fuerza vital como pueda reunir y llévela hacia el ombligo. Luego relájese y disfrute la sensación cálida y plena, mientras su cuerpo espira en forma automática. Continúe haciendo esto durante todo el tiempo que necesite para sentirse sereno y asentado.

El Remedio de Rescate del doctor Bach es excelente para el *shock* y puede tomarse solo o diluido en un poco de agua. Puesto que contiene alcohol, quizá prefiera frotarlo sobre los puntos del pulso en las muñecas y en el cuello. Si ha tenido un accidente que requiere hospitalización, es importante informar al equipo médico que le atiende que ha utilizado el remedio de esa manera pues, en caso de que haya alguna sospecha de embriaguez debido al olor a alcohol, ello puede afectar a las opciones de tratamiento.

Después de cualquier incidencia de *shock* vale la pena dedicar un poco de tiempo a repasar el acontecimiento con alguien con quien sienta que puede hablar libremente. Esta persona podría ser un amigo, un familiar, un orientador terapéutico u otro profesional. Trate de liberarse de cualquier sentimiento o preocupación asociada al suceso a fin de poder recobrarse de él, y quizá hasta le deje alguna enseñanza.

En general, el *shock* y el estrés ejercen una gran tensión sobre los riñones, por lo que una taza de té de vara de San José puede ser una enorme ayuda. Prepare una infusión vertiendo una cucharada sopera colmada de vara de San José en un jarro de agua hirviendo, mantenga la ebullición durante treinta segundos y luego proceda a colar el líquido. El té caliente debería beberse a sorbos lentos, pudiendo tomarse hasta tres tazas al día. Tiene un sabor bastante delicioso, seme-jante al del azafrán, pero podría añadirle un poco de endulzante, si lo prefiere.

TIÑA

La tiña es un estado micótico, que aparece como dis-cretas manchas redondas de piel enrojecida y escama-da, y produce mucho picor.

Eliminar de la dieta el azúcar y la levadura, e in-cluir champiñones y micoproteínas ayudará a corre-gir cualquier desequilibrio interno. Los hongos pros-peran en los estados húmedos y cálidos, por lo que mantener el cuerpo frío ayudará a aliviar el picor y las molestias, y beber té de menta (frío o caliente) contribuirá a enfriar el cuerpo. El té puede utilizarse también para lavar las zonas afectadas. Asimismo, la bolsita de té o las hojas de la hierba pueden usarse como una compresa fría (véase página 38). Esto es muy calmante y da buenos resultados con bastante rapidez.

Cubra las partes afectadas con miel espesa tantas veces al día como le sea posible. Si se la aplica con bastante frecuencia, impedirá que llegue oxígeno a la zona favoreciendo la curación. No cubra la zona una vez que haya aplicado la miel y asegúrese de cubrirla con un vendaje grueso antes de irse a la cama. Esto supone que la ropa de cama estará pringosa de miel durante algunas noches, pero la cura es tan efectiva que vale la pena la incomodidad.

TOS Y DOLOR DE GARGANTA

Mi remedio favorito para la tos de garganta es hacer gárgaras con té cargado y tibio de salvia roja, dos veces al día como mínimo. Prepare el té con tres o cuatro hojas de salvia fresca, o con una cucharadita de salvia seca y un gran jarro de agua. Deje las hojas en infusión durante un minuto aproximadamente, luego cuele y espere a que el líquido se haya entibiado. Hágase las gárgaras con la mitad del té y luego bébase a sorbos lentos la otra mitad, teniendo cuidado de no beber más de una taza al día. Si se combina esto con una compresa de garganta preparada con salvia (véase también **Amigdalitis**), la mayoría de los problemas deberían durar sólo unos días.

Es aconsejable y sumamente agradable beber grandes cantidades de limón y miel caliente a lo largo del día; si la tos molesta por la noche, tenga un frasco con la mezcla junto a su cama para poder beberla cuando haga falta. Para hacer esta preparación, añada un chorro de jugo de limón y una rodaja de limón a un jarro de agua caliente, luego agregue al menos una cucharadita de miel. Yo prefiero los limones de cultivo orgánico, pero al menos asegúrese de no comprar frutos encerados. Si la tos es una molestia por la noche, otra sugerencia es levantar la cabecera de la cama unos 10 cm. Esto se consigue fácilmente colocando unas guías telefónicas debajo de cada pata de la cabecera.

Una antigua cura rural consiste en beber agua en la que se ha hervido col, endulzándola con miel para darle sabor. Esta preparación no es tan desagradable como parece, aunque yo prefiero el limón y la miel. Una cura similar consiste en mezclar partes iguales de jugo de limón, miel y aceite de hígado de bacalao, y tomar una cucharada sopera toda vez que moleste la tos. Los niños pueden tomar una cucharadita de té.

Rara vez recomiendo marcas de medicamentos, pero Potter's hace una mezcla para la tos simplemente sublime llamada Bálsamo de Gilead. Es muy efectivo y tiene un sabor maravilloso, por lo que tomarlo no resulta una penuria.

ÚLCERAS

Las úlceras bucales suelen ser el signo inicial de inactividad del sistema inmunológico, y es aconsejable prestar atención a su advertencia y tratar el cuerpo en su conjunto, así como la zona en que aparecen. Cualquiera de las medidas para fomentar la salud servirán de ayuda. La cura más efectiva consiste en verter unas gotas de jugo de limón fresco de cultivo orgánico directamente sobre la úlcera. Hace daño, pero sólo durante un segundo, y si puede repetirse varias veces al día, la úlcera en general desaparece dentro de las veinticuatro horas. Esta cura también funciona para los herpes labiales, que pueden acompañar a las úlceras, en particular si el organismo está bajo de defensas.

Aumente la ingestión de vitamina C comiendo al menos una gran ensalada mixta de hortalizas y verduras crudas cada día. La vitamina C puede tomarse como un complemento con bioflavonoides; 1 g al día con las comidas es la dosis inicial, que puede aumentarse gradualmente hasta 3 g diarios.

Si las úlceras bucales son un problema recurrente, quizá sea hora de revisar los empastes dentales. He visto aparecer muchas úlceras bucales, herpes labiales y manchas faciales como consecuencia de sustituir los empastes por amalgama. A menos que este procedimiento se haga con gran cuidado, pueden experimentarse reacciones de este tipo durante un período que quizá se extienda a 18 meses. Muchos dentistas recomiendan tomar una dosis homeopática de amalgama 30 durante una semana antes de un trabajo semejante. También se aconseja una dosis diaria de 0,2 ml. de tintura de equinacea (si se tolera), además de un complemento diario multivitaminado y mineral. (Véase también **Dolor de muelas**.)

Para las úlceras en el cuerpo es mejor consultar a un naturópata o médico de cabecera naturista. Si son un problema, el gel procedente de una hoja fresca de áloe es particularmente calmante y puede aplicarse antes de acostarse. Pruebe a dejar la zona descubierta todo el día, con el objeto de que pueda respirar.

En forma alternativa, una combinación de partes iguales de raíz de consuelda seca y polvo de olmo americano, mezclada en un gel con aceite de coco y asegurada con hojas de malvavisco, constituye una aplicación curativa. Esta compresa también puede aplicarse por la noche, sujetándola con un trozo de tela de algodón, y luego se quita por la mañana para que la piel pueda respirar durante el día.

Las personas preocupadas por las úlceras de estómago encontrarán que hay muchas soluciones naturales, y que se obtendrán los mejores resultados con una dieta y un plan de asistencia sanitaria preparados para usted por su naturópata o médico de cabecera naturista. Entretanto, puede obtenerse alivio a corto plazo bebiendo al menos dos tazas cada día de té de olmo americano tibio (no caliente) y tomando un vaso de jugo de col fresca hasta cinco veces al día. Ambos son calmantes y ayudarán a normalizar las paredes del estómago.

UÑAS DE LOS PIES ENCARNADAS

Es importante cortarse las uñas de los pies lo más rectas posible, a fin de que haya poco riesgo de que un ángulo recortado o un borde redondeado pueda ser estimulado a encarnarse en los lados del dedo del pie. Después de limarse con una lima de esmeril (no con

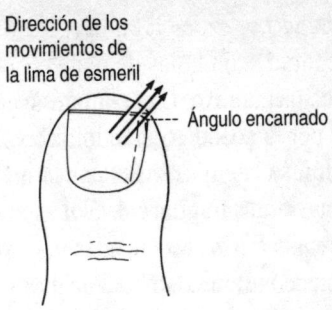

Dirección de los movimientos de la lima de esmeril

Ángulo encarnado

una lima de metal) para eliminar bordes ásperos, haga dos enérgicos movimientos abrasivos en el ángulo de la uña sobre la superficie de ésta. Si hace esto cada vez que se corta las uñas de los pies, la parte encarnada crecerá hacia afuera dentro de los tres meses siguientes (véase arriba).

Si las uñas de los pies encarnadas le producen dolor, darse regularmente baños de pies con agua salada caliente puede resultar muy calmante. Añada un puñado de cristales de sal marina a un baño de pies de agua caliente y mantenga los pies en remojo hasta que el agua se enfríe. Esto puede repetirse diariamente. También puede aplicarse a la zona afectada la crema de Remedio de Rescate del doctor Bach y con ello debería reducirse considerablemente cualquier molestia.

La urticaria suele recibir el nombre de fiebre urticada, porque el sarpullido que cubre la piel es similar al que causan las ortigas. Y en ellas reside la cura, pues las mismas ortigas figuran entre los mejores tratamientos. Beber cada día varias tazas de té de ortiga fresca y, si es posible, incluirla también en una sopa o en un caldo de tallos de ortiga joven con una frecuencia diaria es uno de los remedios más purificadores y efectivos. Si se dispone de poca ortiga fresca, puede tomarse tres veces al día una cucharadita de jugo embotellado de ortiga o bien el té puede prepararse con ortigas secas.

Como con todas las dolencias cutáneas, el tratamiento se centrará en la dieta, porque éste es uno de los modos más efectivos de apoyar al intestino; los problemas de la piel suelen indicar que las otras rutas de eliminación del cuerpo están congestionadas. El ayuno y otros trabajos constitucionales se emprenden mejor con el consejo y el apoyo del naturópata o médico de cabecera naturista. Empero, los cambios dietéticos generales pueden influir mucho, y evitar los azúcares, las grasas saturadas y los alimentos fritos deberían dar lugar a una rápida mejoría.

Muchas personas desarrollan urticaria como una reacción a un grupo de alimentos llamados salicilatos.

Este grupo incluye a las patatas, los pepinos, los pimientos, los tomates y algunas frutas: la mayoría de bayas y frutos cítricos, las uvas, las cerezas, los albaricoques, las manzanas, los melones y las ciruelas. Las almendras también contienen una gran cantidad de ácido salicílico. Tal vez el mayor culpable es un colorante de alimentos llamado Amarillo Nº 5 o E102. Este colorante se halla presente en muchos alimentos, por lo que deben analizarse cuidadosamente las etiquetas. También hay una serie de medicamentos que contienen salicilatos, siendo el más común la aspirina.

La reducción de la cantidad de salicilatos en la dieta puede disminuir la incidencia de esta dolencia. Asimismo, es una buena oportunidad para aumentar la calidad general y la frescura de los alimentos que ingiere. Pruebe a aumentar los niveles de vitamina y minerales tomando al menos una abundante ensalada mixta cruda, además de tres porciones adicionales de fruta o verduras y hortalizas frescas. Esto ayudará en el plano constitucional y apoyará al cuerpo en su batalla contra el estrés.

El estrés puede dividirse en dos tipos, ambos con un marcado efecto sobre la salud. El estrés externo es algo con lo que estamos familiarizados: las presiones en el trabajo, las preocupaciones monetarias, los problemas familiares, todo lo que se origina externamente a nosotros y nos hace sentir no del todo bien.

La respuesta del cuerpo es animarse a fin de responder al desafío y esto puede resultar agotador para las reservas de energía. El estrés interno puede ser causado por el exceso de estrés externo –tener que seguir funcionado mientras se está profundamente agotado debido al exceso de presiones– y también por una serie de mecanismos internos naturales, como la función inmunológica continuada y el metabolismo general. La tensión interna acrecentada bien puede ser responsable de la reacción histamínica intensificada, que resulta en un sarpullido semejante a una diseminación de ronchas o ampollas, que caracterizan a la urticaria. Esto quiere decir que algo que pueda mejorar su salud general y reducir los niveles de estrés tendrá un defecto directo sobre la urticaria.

Los aceites esenciales de manzanilla y melisa trabajan sobre las causas subyacentes de las respuestas alérgicas, además de estar específicamente dirigidos al funcionamiento de la piel. Sus cualidades calmantes pueden ser más útiles en este caso. Ambos aceites pueden utilizarse en un quemador de aceite o añadirse a un baño caliente (dos gotas de cada uno de ellos). Si la zona de piel afectada es pequeña, añada dos gotas de cada aceite esencial a 300 ml de agua caliente y aplique la mezcla directamente con una esponja. Esto es útil si el picor es intenso.

Si tiene ronchas grandes, aplicar una hoja de col fresca dará algún alivio. Lave bien la hoja con agua fría y aplíquela directamente sobre la zona afectada. Puede mantenerla en su sitio atándola con un gran trozo de tela de algodón. Para zonas más grandes, coja algunas de las hojas externas de mayor tamaño de la col y cúbralas con agua hirviendo durante unos segundos, hasta que puede triturar el duro tallo central. Luego sumérjalas en agua fría y aplíquelas sobre la piel.

Para tratar todo el cuerpo, tome un baño de harina de avena (véase **Eczema**). Permanezca sumergido en el agua del baño tanto tiempo como le apetezca; en la época de más calor puede resultar placentero permanecer en el baño durante períodos más prolongados, hasta que el agua se enfríe y llegue a ser aún más refrescante. El calor generalmente agrava la urticaria, mientras que el frío siempre parece mejorarla.

VARICES

Las varices aparecen con mayor frecuencia en las piernas y pueden ser el resultado de mala circulación, o de períodos de presión abdominal incrementada como consecuencia de embarazo, obesidad, estreñimiento persistente, etc. Las venas inflamadas y tensas

273

pueden ser la fuente de mucha irritación y molestia, provocando inflamación y distensión de toda la zona, y haciendo que resulte difícil caminar y practicar otros ejercicios. Las varices pueden aparecen en cualquier otra zona, incluyendo el abdomen y los pechos.

He oído de casos de varices que fueron causadas por una negligente depilación de las piernas con cera. Este método de depilación debe utilizarse con gran cuidado. Si la cera está demasiado caliente, la piel es tierna o la depilación es accidentada, puede hacerse un daño considerable a las delicadas venas periféricas de la zona.

Si estas venas son un problema, se recomienda tomar un complemento de ruteno; asimismo, las aplicaciones localizadas de agua de hamamelis fría pueden ayudar muchísimo. Guarde la botella claramente marcada en la nevera y aplique el líquido a la zona afectada dos veces al día con algodón. Tomar 1,2 g de vitamina C cada día y 200-400 ui. de vitamina E ayudará a mejorar la circulación y a desarrollar el colágeno que se requiere para que las paredes de las venas estén sanas.

Si la zona afectada son las piernas, mantenerlas elevadas por encima del nivel del corazón al menos 20 minutos cada día puede tener un efecto espectacularmente benéfico a largo plazo. Esto es más fácil en la cama, pero puede hacerse en cualquier momento y en cualquier lugar: mientras mira televisión, lee un libro, se masajea la barriga o hace cualquier otra cosa. También es una buena idea levantar los pies de la cama unos 10 cm, algo que se consigue con facilidad colocando unas guías telefónicas viejas o algo similar debajo de las patas.

Trate de evitar permanecer de pie durante períodos de tiempo prolongados o, si esto es imposible, cambie el peso del cuerpo de una pierna a la otra, o apoye un pie sobre un taburete pequeño. Cuando esté sentada, evite cruzar las piernas y trate de ejercitar la zona para fortalecer y tonificar los músculos. Ir en bicicleta o pedalear en una bicicleta estática figuran entre los mejores ejercicios específicos para las varices en las piernas.

El ejercicio regular de soportar peso como caminar, en particular descalzo sobre el rocío de la mañana, o los paños de agua fría, ayudarán a tonificar las piernas, y las compresas de té de salvia caliente brindarán un alivio enorme. Prepare una tetera de té de salvia cargado y, cuando esté lo suficientemente frío como para poder tocarlo, empape en el líquido un pañuelo de algodón o un paño de cocina de algodón, escúrralo y aplíquelo a la zona afectada. Repita la aplicación cuando la anterior se haya enfriado. Esto puede hacerse varias veces al día y tiene una acción muy rápida.

Véase también **Estreñimiento** y **Mala circulación**.

Se cree que estas protuberancias pequeñas, a menudo duras, en la capa más externa de la piel son causadas por un virus y pueden ser muy persistentes. Las verrugas pueden aparecer en cualquier parte del cuerpo, aunque las manos, el cuello y la zona genital son los lugares más comunes, mientras que hay otras que se localizan en los pies. Una vez que se han afirmado, pueden extenderse muy fácilmente y es una precaución sensible proteger a los demás. Por ejemplo, no deben mantenerse relaciones sexuales sin protección si se tienen verrugas genitales, y hay que usar zapatillas de goma o de plástico en las zonas de piscinas si se tienen en los pies.

La cura más natural que conozco consiste en frotar la zona afectada con un trozo recién cortado de limón de cultivo orgánico, tantas veces al día como sea posible. Quizá lo que actúa es la aplicación local de vitamina C, pero yo considero que debe descubrirse la magia real que hay en los limones y utilizarlos para ayudar con toda clase de estados, incluyendo las verrugas, las úlceras y la piel seca.

Las verrugas más pertinaces pueden responder a aplicaciones repetidas de dos gotas de aceite esencial de árbol del té diluidas en una cucharada sopera de agua o aceite. Una aplicación pura de tintura de tuya homeopática dejada secar al sol puede ser espectacularmente efectiva. Sin embargo, la tuya no debería ingerirse o aplicarse externamente durante más de un mes sin la supervisión del naturópata o médico de cabecera naturista.

Las verrugas tienen muy mala prensa y la gente suele considerarlas como «puntos odiosos», de aspecto desagradable, negativos. La Manzana Silvestre del doctor Bach es un buen remedio para tomar tres veces al día, si tales sentimientos personales negativos son parte del problema. También puede aplicarse directamente a las verrugas y a la zona circundante.

VÓMITOS

Éste es uno de los modos más rápidos y efectivos que tiene el cuerpo para expeler las materias tóxicas, por lo que suele ser mejor no interrumpirlo, y luego tratar a la persona y ayudarla a reponerse. En el caso de los niños, debería buscarse atención médica.

Si la materia vomitada ha sido particularmente amarga y de muy mal sabor, acuéstese y colóquese una compresa de angostura directamente sobre el estómago para asentar el organismo y eliminar cualquier molestia que pueda persistir. Primero cubra la piel con una venda fina en la que haya puesto crema de caléndula o aceite de sésamo sin tostar. Aplique varias gotas de angostura a un trozo de tela de algodón fina (un pañuelo es ideal,) humedecido con un poco de agua fría y luego colóquelo sobre el lado izquierdo del pecho, inmediatamente debajo del pezón y extendiéndolo hacia la cintura. Déjelo en el lugar hasta que la compresa se haya secado y hayan desaparecido las náuseas.

Para sustancias más grasas, lávese la boca con una infusión de eneldo. Coja grandes cantidades de eneldo fresco y póngalas en una tetera. Llene con agua hirviendo y deje reposar durante unos tres minutos, luego cuele y deje enfriar. Si no es posible encontrar hierba fresca, pueden usarse en cambio dos cucharadas de eneldo seco. Lávese la boca con la infusión y luego beba a sorbos lentos una taza, a la que habrá añadido una pizca de clavo de olor. Esto debería asentar pronto el estómago y tener un agradable efecto calmante sobre la persona en general.

El vómito es una medida drástica del cuerpo y después la persona necesita estar «envuelta en algodones» y recibir mucho descanso y suaves cuidados durante las siguientes cuarenta y ocho horas. Una dieta muy sencilla, tazas de té de raíz de regaliz tomadas con regularidad, baños calientes –y hasta música suave a la luz de las velas– son buenas prescripciones.

Caminar descalzo sobre la tierra es un modo maravilloso de asentar el cuerpo después de un trastorno como éste. Bastará con recorrer un trozo de tierra limpia; mi lugar favorito es uno con hierba alta, a fin de que a cada paso el pie parezca desaparecer en una frondosa alfombra verde. Sentarse sobre la tierra también es profundamente asentador, en particular se apoya la espalda contra el tronco de un árbol. De este modo podrá sentir la fuerza y el apoyo del árbol detrás de usted, mientras es acunado y cuidado por la misma tierra. Aun cuando no sea consciente de estos sentimientos, no por eso la ocasión es menos curativa, así que relájese y disfrute.

ZONA

(véase Herpes)

Bibliografía

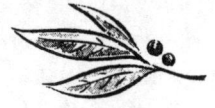

An A-Z of Natural Healthcare, Belinda Grant (Optima 1993).

Acupressure – How to Cure Common Ailments the Natural Way, Michael Reed Gach (Piatkus, 1990).

Aromaterapia de la A a la Z, Patricia Davis (Edaf, 1993).

As I See It, Betty Balcombre (Piatkus, 1994).

Better Health through Natural Healing, Ross Trattler, ND DO (Thorsons, 1984).

Chinese Medicine – The Web That Has No Weaver, Ted. J. Kaptcuk (Rider Books, 1983).

The Detox Diet Book, Belinda Grant (Optima, 1991).

The Energy Connection, Betty Balcombre (Piatkus, 1993).

Food Combining for Health, Doris Grant y Jean Joice (Thorson, 1984).

La nueva era de las hierbas, Richard Mabey (Everest, 1992).

A Guide to Biochemic Tissue Salts, Doctor Andrew Stanway (Van Dyke Books, 1982).

A Guide to the Bach Flower Remedies, Julian Barnard (C.W. Daniel Co, 1986).

Joy's Way, W. Brugh Joy MD (J.P. Archer, Inc., 1979).

Kitty Campion's Handbook of Herbal Healt, Kitty Campion (Sphere Books, 1985).

Iniciación chamánica, Kenneth Meadows (Martínez Roca, 1993).

Nature through the Seasons, Richard Adams y Max Hooper (Penguin, 1975).

La curación cuántica, Deepak Chopra, MD (Plaza y Janés, 1992).

The Way of the Shaman, Michael Harner (Harper Collins, 1980).

Índice

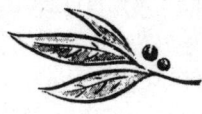

285

VIDA POSITIVA/SALUD NATURAL

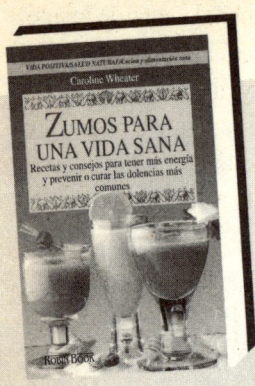

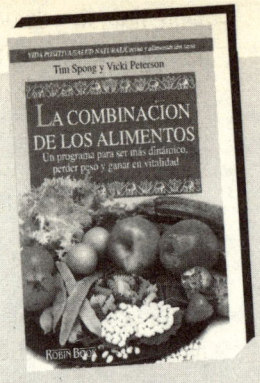

Recetas y consejos para tener más energía y prevenir o curar las dolencias más comunes.

Un programa para ser más dinámico, perder peso y ganar en vitalidad.

Las mejores recetas para equilibrar nuestra alimentación diaria.

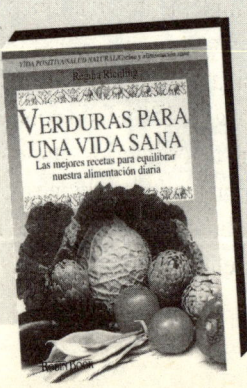

Libros para un nuevo estilo de vida